Helmut Schaaf

# Psychotherapie bei Schwindelerkrankungen

Helmut Schaaf

# Psychotherapie bei Schwindelerkrankungen

Vierte, bearbeitete
und erweiterte Auflage

Asanger Verlag • Kröning

Bildnachweis:
Jana Holtmann, Berlin: Abb. 2, 6, 11, 16; Gilbert Gulland: Abb. 7; Abb. 3 in Modifikation einer Vorlage von T. Lempert

Umschlaggestaltung: Angelika Krikava, liveo grafikdesign, www.liveo.de, nach einem Bild von Jana Holtmann, Berlin

Layout: Wolfgang Wohlers, einsatz.berlin

Druck: PBtisk, a.s., Czech Republic

Bibliographische Informationen der Deutschen Nationalbibliothek:
Die Deutsche Nationalbibliothek verzeichnet diese Publikation in der Deutschen Nationalbibliographie; detaillierte bibliographische Daten sind im Internet über http://dnb.d-nb.de abrufbar.



1. Aufl. 2004
2. Aufl. 2007
3. Aufl. 2011

Asanger Verlag GmbH, Kröning • www.asanger.de
ISBN 978-3-89334-609-7

*Wahrnehmungen, die durch den vestibulären Apparat vermittelt werden, bilden – nicht hinterfragt – den Hintergrund jeglicher Erfahrung*

(Paul Schilder 1942)

# Vorwort zur 4. Auflage

Es gibt mindestens drei gute Gründe, sich als Psychotherapeut und Psychotherapeutin mit „dem Schwindel", seinen vielfältigen Facetten und den notwendigen, oft erfolgversprechenden Therapiemöglichkeiten zu beschäftigen:

1. Als ein Symptom, das immer eine somatische und psychische Erlebnisdimension beinhaltet, ist Schwindel nach den Kopfschmerzen zum zweithäufigsten Leitsymptom geworden (Brandt, 2012; Neuhauser, 2009). Wie eine Befragung bei über 30.000 Personen zeigt, liegt die Prävalenz von Schwindel bei 17 % und steigt bis auf 39 % bei Patienten über 80 Jahre (Davis & Morjani, 2003).
2. Gesichert scheint, dass gut 30 % aller Schwindelformen psychogen zu verstehen sind. Zumindestens eine relevante psychogene Mitbeteiligung weisen 30 % bis 50 % der an Schwindel Leidenden auf (Alvord, 1991; Clark et al., 1994; Eagger, Luxon & Davis, 1992; Eckhardt-Henn et al., 2009; Mc Kenna, 1991; Kroenke, 2000; Schmid & Lahmann 2011; Staab 2006, 2012; Yardley et al., 2001/1999).
3. Patienten mit psychogen verursachtem Schwindel sind meist stärker beeinträchtigt als Patienten mit organischem Schwindel (Eckhardt-Henn, 2000; Yardley, 2001). Aber auch bei einer primär organischen Erkrankung entscheidet der sich oft entwickelnde reaktive psychogene Schwindelanteil über den weiteren Verlauf bzw. über partielle oder komplette Berufsfähigkeit (Eckhardt-Henn, 2003; Schaaf, 2003; Staab, 2012).

Die meisten Schwindelsymptome haben eine gutartige Ursache und lassen sich erfolgreich behandeln, wenn nach korrekter Diagnose eine „sachgerechte“ Therapie durchgeführt wird, die organische und psychogene Aspekte beinhalten kann. Schwierig ist, dass der psychogene Schwindel alle Qualitäten annehmen kann, die auch ein – meist vorangegangener oder vorher erlebter – organischer Schwindel beinhalten kann. Die Begleiterscheinungen sind in aller Regel durch die psychische Erkrankung geformt, so dass dafür eine genaue Kenntnis der Psychopathologie für die Diagnostik und vor allem für die Therapie notwendig ist. Die relevanten psychogenen Faktoren, die ein Schwindelleiden verstärken und eine Habituation verhindern können, sind in der Regel gut identifizierbar (Furman & Jacob, 2001; Yardley, 2001; Eckhardt-Henn, 2003). So liegt oft eine relevante psychische Genese vor wie z.B.

- eine Angst- oder Panikerkrankung,
- eine depressive Erkrankung,
- ein somatoformes Geschehen,
- eine dissoziative Störung oder
- ein psychiatrisches Krankheitsbild im engeren Sinne bei affektiven, schizophrenen oder Demenz-Erkrankungen.

Bei einem anhaltenden Schwindel „Persistent perceptual and postural dizziness“ („3P-D“) – auch ohne klinisch auffällige psychogene Parameter – hat Staab (2006/2012) auch im Auftrag der Barany Gesellschaft das Konzept einer ausgeblieben Re-Adaptation einer primär sinnvollen Adaptation auf vestibuläre Krisen entwickelt, was organische und psychogene integriert. Häufig werden zusätzlich aufgrund falscher (Eigen-)Annahmen und möglicherweise auch aufgrund falscher ärztlicher Instruktionen Aktivitäten oder Umgebungen vermieden, die die Symptome subjektiv verstärken könnten. Dadurch verliert der Betroffene an Fähigkeiten, mit der Situation umzugehen, und die neuropsychologische Adaption unterbleibt.

Häufig kommen auch Ängste mit oder ohne Hyperventilation hinzu und verstärken die somatisch empfundenen Symptome, die durch die Gleichgewichtsstörung hervorgerufen sind. Darüber hinaus können maladaptive Aufmerksamkeitsprozesse und ungünstige Kognitionen den zentralen Prozess der Habituation negativ beeinflussen. So zeigen Patienten mit komplexen somatoformen Schwindelerkrankungen oder zunehmend somatoform gewordenen Krankheitsbildern trotz der eigentlich möglichen Therapierbarkeit im

Krankheitsverlauf auch nach mehreren Jahren in etwa 70 % noch Schwindelsymptome und eine stärkere Beeinträchtigung ihrer Berufs- und Alltagsaktivitäten.

Nun sind psychische Erkrankungen für den Betroffenen schon schwerer erfass- und begreifbar als somatische Erkrankungen. Umso unbegreiflicher wird es, wenn sich diese Erkrankungen somatisierend und dann auch noch schwindelerregend äußern. Hier ist der reine Organmediziner – auch in der speziellen schwindelnden Beziehungskonstellation – oft überfordert, ohne real helfen zu können.

Ist es hingegen möglich, die psychischen und psychosomatischen Komponenten mitzubeachten, könnte meist früher und effektiver eine günstigere Weichenstellung erfolgen und eine adäquatere Therapie eingeleitet werden. Ansätze, die medizinische und psychologische Faktoren als prädisponierend, auslösend und aufrechterhaltend berücksichtigen, können dabei die Brückenfunktion zwischen „Organ“ und „Psyche“ bilden und zu einem besseren Verständnis der Patienten und ihres subjektiven Leidens führen können. Die dann sinnvolle Kooperation in der Behandlung findet sich bisher allerdings eher in Ausnahmefällen: Nach gegenwärtigem Stand erhält nur jeder vierte Patient eine angemessene Therapie (Dieterich & Eckhardt-Henn, 2004). Dadurch ergibt sich für die psychotherapeutisch Tätigen die oft schwierige Situation, dass sie für sich selbst und für die Patienten oft erst Grundlagen schaffen müssen, auf denen sich ein ausreichendes Gleichgewicht entwickeln kann. Ein Anliegen dieses Buches ist, ihnen hilfreiche Grundlagen an die Hand zu geben, ohne dass bei diesem allumfassenden Thema alles ausgeführt werden kann

In dieser nun schon vierten Ausgabe kommen die tiefenpsychologischen sowie kognitiv-verhaltenstherapeutischen Vorgehensweisen bei ausgewählten Schwindelformen zur Darstellung. Hinzugekommen sind die Soma und Psyche integrierenden Vorstellungen Staabs und der Barany Gesellschaft zum „anhaltenden Schwindel“ in Folge einer „fehlenden Rückanpassung“. Insbesondere für das Vorgehen in Kliniken ist ein Strukturierungsvorschlag für eine „Indikationsgruppe Schwindel“. Dabei kann die Darstellung natürlich nicht die notwendige Ausbildung als ärztlicher oder psychologischer Psychotherapeut entbehren, sondern möchte daran anknüpfen können.

Die Leitidee des Buches und des Manualvorschlages ist, dass ein anhaltender Schwindel – außer bei bestimmten neurologischen Erkrankungen mit zunehmender Destruktion zentraler Gleichgewichtsstrukturen – wesentlich aufrechterhalten wird durch

- dysfunktionale Vorstellungen und Gedanken,
- ungünstige, aber meist veränderbare Gefühle und
- Vermeidung bzw. Unterlassung von möglicher Handlung.

Wie unsere Erfahrungen zeigen, weist auch anhaltender Schwindel ein Verbesserungspotential auf (Schaaf 2015/2016; Staab 2012). Dieses Verbesserungspotential gilt es auszuloten und die aufrechterhaltenden Faktoren anzugehen. Je besser der Patient das Schwindelgeschehen – auch in seinen psychogenen Anteilen – versteht, umso besser kann er damit umgehen und umso besser findet er den Weg zu einem neuen Gleichgewicht. Auch wenn organische Schwachstellen oder Schäden vorliegen, hängen Verlauf, Erleiden und Erleben der Erkrankung wesentlich von der Verarbeitung und der aktiven Aneignung von Bewältigungsstrategien ab. Hier kann ein freundlicher wohlgesonnener Therapeut dazu beitragen, dass dies mit Mut und Zuversicht geschieht.

Im Fokus einer möglichst störungsorientierten Psychotherapie stehen:

- die Vermittlung von Wissen,
- das Verständnis für den Schwindelnden in seiner Not,
- die kognitive Umstrukturierung,
- die Bearbeitung des Vermeidungsverhaltens und das Vorbereiten der Bewältigung (Exposition) und
- die Bearbeitung der meist unbewussten Anteile in der Gestaltung der privaten und beruflichen Interaktionen und Beziehungen.

Bedanken darf ich mich bei meiner Frau Hedwig Holtmann und meiner langjähriger Oberarztkollegin Brigitte Seling für die fachliche Unterstützung sowie bei Prof. Dr. S. O. Hoffmann für die Anregungen aus seinem „Angstmanual“ sowie die Erlaubnis, diese auf den Angstschwindel einarbeiten zu dürfen.

Jana Holtmann verdanke ich u. a. viele der im Buch zu findenden Bilder. Dr. Gerd Wenninger vom Asanger Verlag bin ich dankbar für die kompetente Hilfe bei der Verwirklichung dieses Projekts, das mich seit nun schon über 20 Jahren beschäftigt.

Arolsen im Juli 2016

# 1. Das Symptom „Schwindel"

## 1.1 Etymologie

Das deutsche Wort „Schwindel" lässt sich auf die althochdeutschen Begriffe „swintan" und „swintilon" zurückführen. Im Mittelhochdeutschen entstand das Substantiv „swindel" mit der innewohnenden Bedeutung des systematischen Schwindels und „swinden", das unter anderem „abnehmen", „vergehen" und „bewusstlos" werden, ein Schwinden der Sinne, des Körpers oder des Bewusstsein bedeutet. Diese Bedeutungskomponente ist auch in dem Begriff „Schwindsucht" zu finden.

Ab dem 9. Jahrhundert taucht das Wort „verschwinden" im Sinne von unsichtbar oder unwirklich werden, aber auch vergehen, auf. Dies kam in einer Zeit auf, in der – so Ch. von Braun (2001) – das Christentum eine tiefe Spaltung in der Frage der Bilderverehrung und des Verhältnisses von sichtbarer und unsichtbarer Welt erfuhr.

Ebenso wie man vom Schwindel befallen oder „ergriffen" werden kann, kann man ihn ausüben oder dazu beitragen, dass einem selbst schwindlig wird. Der Schwindel als aktives Erzählen der Unwahrheit bzw. der „modifizierten" Wahrheit ist mit dem Moment der Täuschung im Sinne der Erzeugung von Scheinwahrnehmung verbunden. Diese zweite, heute geläufige Bedeutung des Wortes „Schwindel" bürgerte sich ab dem 16. Jahrhundert ein – parallel zur kopernikanischen Wende mit teilweise fundamentalen Neuerungen in der Sicht und Betrachtungsweise der Welt und von sich selbst.

Bis ins 17. Jahrhundert wurde als „Schwindler" ein „Schwärmer und Phantast" bezeichnet, der unglaubwürdige Geschichten erzählt. Zu Zeiten des „Sturm und Drangs" verstand man unter Schwindel häufig den „Taumel", ein gefühlsbetontes Erleben, ausgelöst durch heftige Empfindungen. Ende des 18. Jahrhunderts wurde unter dem Einfluss des englischen „swindler" aus dem „Schwärmer und Phantasten" ein „Betrüger".

Dem vorangegangen war die Umstellung der Geldwirtschaft auf die „Scheinwirtschaft". Schon mit der Einführung des „Wechsels", eines vom Schuldiger gegebenen schriftlichen Versprechens auf spätere Auszahlung, begann der Schwindel mit dem Verschwinden – manchmal des Gläubigers, manchmal auch nur des Geldes. Endgültig wurde dem Betrug Tür und Tor geöffnet, als mit der Einführung des Papiergeldes statt der bis dato harten sichtbaren, in ihrem Wert an Materie gekoppelten Geldstücke gedruckte Zahlen auf Scheinen in Umlauf kamen. Damit vergrößerte sich der Schwindel, nicht zuletzt im deutsch-holländischen Geschäftsverkehr. Ein Schwindler war derjenige, der Geld und Güter durch Vorspiegelung falscher Tatsachen erlangt. Das Grimm'sche Wörterbuch beschreibt 1899 den zu seiner Entstehungszeit noch neuen Bedeutungswandel folgendermaßen: „Eine weitere Bedeutungsentfaltung zeigt Schwindel, besonders in der neueren Sprache, indem es einen unbesonnenen, unsoliden Handel bezeichnet, meist als Ausdruck moralischer Verurteilung".

Janz, Stoermer und Hiepko (2003) weisen in ihrer geisteswissenschaftlichen Betrachtung darauf hin, dass „der Schwindler" auf die psychologische Kooperation der Betrogenen aufbaue, die an der vom Schwindler erzeugten Scheinwirklichkeit durch die Projektion ihrer Ängste und Wünsche mitwirken. Eine erfolgreiche Hochstapelei decke dabei auch die imaginären Züge und gelegentlich auch zweifelhaften Grundlagen in den Mechanismen sozialer Autorisierung auf, durch die die „objektive" Wirklichkeit konstituiert werde. Dass sie auf diese Weise auch die fiktiven Züge der normalen Realität vorführen, dürfte eine der Gründe für Sympathien sein, die den Hochstaplern und Schwindlern – zumindestens von den nicht unmittelbar Betroffenen – oft entgegen gebracht wird. Das macht sie u.a. als Protagonisten literarischer und filmischer Erzählungen besonders interessant, etwa beim „Der Hauptmann von Köpenick". Auch liege in der für den Schwindel im übertragenen Sinne kennzeichnenden Relativierung der Gegensätze von Wahrheit und Lüge, Wirklichkeit und Sein und Schein ein befreiendes Moment der Dispension von Zwängen und der Erweiterung des Spielraums von Möglichkeiten, aber auch das Beunruhigende an der Virtualisierung der Welt. So wird das Schwindeln oft auch als „minderschwere Form der Lüge" angesehen, die sich moralisch nicht allzu streng beurteilen lässt, weil sie die Züge einer „phantasievollen" Modifikation der Wirklichkeit trägt und eher der Vermeidung unnötiger Konflikte als der Vorteilsgewinnung zu dienen scheint.

Der aktuelle Duden definiert Schwindel als „Taumel", „Gefühle des Schwankens, auch unnützes Zeug, Erlogenes". Im Englischen und Französischen hingegen wird zwischen Schwindelsensationen (engl. vertigo, frz. vertige) und Unwohlsein (engl. dizziness, frz. malaise) unterschieden.

## 1.2 Schwindel in der Philosophie

Bei Platon und Hegel war der Schwindel eng mit dem Zweifel am Bestehenden „als Grundlage jeder Philosophie" verknüpft. Kant charakterisiert den Schwindel als eine „Überforderung der Fassungskraft des Subjektes", Hegel in Zusammenhang mit „Langeweile": „Langeweile ruht auf dem Nichts, das sich durch das Dasein schlingt, ihr Schwindel ist wie jener, der uns befällt, wenn wir in einen Abgrund blicken, unendlich".

Die enge Verbindung zur Angst und – wohl nicht zufällig – mit der Moralfrage hob Kierkegaard hervor. Er bezeichnete in einer Abhandlung über den Begriff „Angst" den Schwindel als elementare Erfahrung des menschlichen Bewusstseins. Dabei ging er fundiert auf den „Sündenfall" mit dem Schwindel der Schlange und Evas und dem schwindenden Gehorsam Adams gegenüber seinem Gott ein, dem ein „Erkennen" folgte, dass Adam und Eva nackt waren. Schwindel komme auf zwischen dem „Zustand der Unschuld und Unwissenheit und dem Zustand der Schuld und des Wissens um die sexuelle Differenz". Dieser Zwischenzustand sei die Stimmung der Angst, die im Unterschied zum Gefühl der Furcht kein konkretes Objekt habe. Demgemäß sei die Angst jener Schwindel der Freiheit, der aufkomme, wenn „die Freiheit" hinunter in ihre eigene Möglichkeit schaue und dann die Endlichkeit ergreife, um sich daran zu halten. Kierkegaard geht es um jenen Zustand von Freiheit und Notwendigkeit, der zwischen dem paradiesischen Zustand der Unschuld und dem irdischen Leben liegt. Er selber bemerkt aber auch, dass die philosophische Würdigung des Schwindels eine gewisse „Leidenschaft des Absurden" und die Bereitschaft voraussetzt, in der Ambivalenz der Freiheit auszuhalten.

Absurd mag im Nachhinein erscheinen, dass sich 1530 der gottesfürchtige Martin Luther seinen organisch bedingten Menière-Schwindel nicht anders erklären konnte als ein Werk des Teufels: *„Ich dacht, es sei der schwarze zotticht Geselle aus der Hölle gewest, der mich in seinem Reich auf Erden wohl nicht leiden mag." … „Niemand glaubt mir, wie viel Qual mir der Schwindel, das Klingen und Sausen der Ohren verursacht."*

Erst 1861 konnte Prosper Menière den organischen Kern dieser Schwindelerkrankung im Innenohr lokalisieren. Menière trug dazu bei, dass „ganzheitliche" Ansätze verlassen werden konnten, die in Verrücktheit und Schwindel seelische Erkrankungen und diese auch als Sünde und Frevel sahen. Der Vorteil war, dass man nun nicht mehr automatisch Gefahr lief, als „Hexe" verbrannt oder als „besessen" erschlagen zu werden.

## 1.3 Schwindel in der Literatur

Schwindelsymptome lassen sich auch als Symptom und Indikator gravierender Irritationen im kulturellen Gefüge verstehen. Das 19. Jahrhundert kann nach Lamparter (1995) und Aschoff (1978) als das Jahrhundert des „Schwindels" bezeichnet werden. Schwindel war damals ein gesellschaftlich geschütztes Synonym für starke Emotionen und aufbegehrende, aber unter den Zwängen von Biedermeier und Restauration abgewehrte Wünsche, die sich nicht anders ausdrücken konnten. Diese „verschwanden" – in dieser Form – mit der Verwissenschaftlichung und Versachlichung von Gefühlen und Erotik durch Sigmund Freud.

Schlüsseltexte der Literatur zeigen den Schwindel in seiner Doppeldeutigkeit und Ambivalenz: Er kann zwischen Taumel und Täuschung wechseln. So gehen Schwindelangst und Schwindellust oft ineinander über und sind schwer zu trennen. Während Goethe den Schwindel als exemplarischen Fall einer affektiven Irritation auffasste, die überwunden werden musste, deutete Rousseau ihn Jahrzehnte früher als Ausdruck einer leidenschaftlichen Erfahrung unbeherrschter Natur, deren Genuss auch erstrebenswert ist. In diesem Sinne zeigen sich Lust und Unlust am Schwindel auch als zwei Seiten eines kulturanthropologischen Problems der Affektkontrolle.

Dass gedankenschweres Werben auch ein „Hinwegschmelzen" und „Dahinschwinden" werden kann, beschreibt unter anderem Musil in seinem Roman: „Mann ohne Eigenschaften" (2002, 12.Aufl., S. 504): *„Es ist ja wahrlich eine Eigenschaft der Liebe, wie aller erhöhten Zustände ein leichter Beziehungswahn; überall, wohin Worte fielen, leuchtete ein vielbedeutender Sinn auf, trat wie ein verschleierter Gott hervor und löste sich in Schweigen auf. Diotima kannte dieses Phänomen aus einsamen gehobenen Stunden, aber nie zuvor hatte es sich bis zur Grenze des gerade noch erträglichen geistigen Glückes gesteigert; es* *war eine Anarchie der Überfülle in ihr, eine Leichtbeweglichkeit des Göttlichen wie auf Schlittschuhen, und ihr war einige Male zumute, als müsste sie ohnmächtig hinschlagen. ... Arnheim fing sie mit großen Sätzen auf. Er schuf Verzögerungen und Atempausen. Dann schwankte wieder das ausgespannte Netz bedeutender Gedanken unter ihnen."*

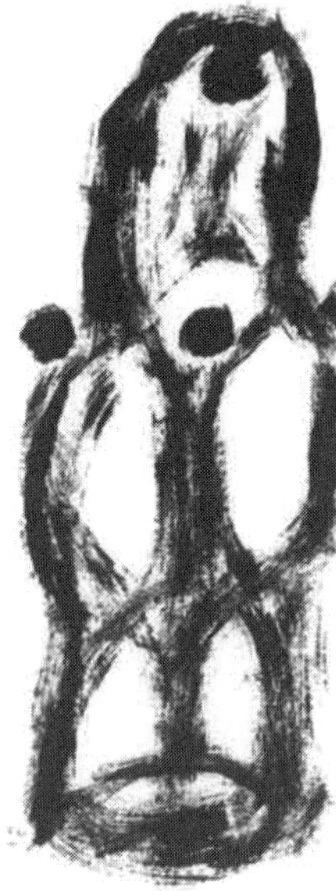

Abb. 1: Tanz des Lebens

In der Literatur finden sich Heldinnen und Helden an Felsklüften und Abgründen, an Schächten, die in die Tiefe führen, in turbulenten Bildern und Traumbildern des chaotischen und in apokalyptisch-kosmologischen Visionen des wilden Gestirnenlaufs, mit phantastischen Tranceflügen, in der Erfahrung des trügerischen Augenscheins und der Nichtigkeit der wirklichen Welt.

An der Wende vom 19. zum 20. Jahrhundert ist jene Überforderung des Wahrnehmungsvermögens durch die Geschwindigkeit wechselnder Reizeinwirkungen, die von Marcus Herz (1786) noch weitgehend als innerpsychische Tatsache gedeutet werden konnte, zur unhintergehbaren äußeren Gegebenheit der technisierten Lebenswelt geworden. So vollzieht sich zwischen den Schwindelerfahrungen, die Romantiker um 1800 beschäftigten, und jenen, die sich am Ende des Jahrhunderts zeigen, aufgrund der Entwicklung der Verkehrs- und Kommunikationstechnik eine dramatische Beschleunigung der Lebensprozesse. An erster Stelle fungiert die Eisenbahnfahrt als eine „optische Maschinerie". Sie induziert jene weitreichende „Verflüchtigung von Objektbeziehungen", die im Schwindel dahinschwindet.

Ein filmisches Meisterwerk zum Schwindel hat Hitchcock mit „Vertigo" geschaffen: Der Höhenschwindel des männlichen Protagonisten ist mit einem dichten Netz von Betrug, Verstellungen und Simulation verknüpft, in dem der Held verwickelt wird.

## 1.4 Schwindel in Psychologie und Medizin

Schwindel kann – bewusst herbeigeführt – auch als lustvoll empfunden werden. Was „einfache" Völker noch mit rituellen Trance-Tänzen und „ältere" Generationen noch beim Karussell und Achterbahnfahren fanden, suchen heute viele über das Faszinosum des Gefährlichen und Haltlosen in immer schwindelerregenden High-Tech-Anlagen auf dem Rummelplatz, in Freizeitparks oder – wie schon früher – im Alkohol oder anderen Drogen. Die Qualität des Rausches kommt durch eine psychische Grenzerweiterung zustande.

Wuttke (1999) berichtet aus einer Therapie mit einer jungen Frau, die ihre trostlosen Umstände wie folgt beschrieb. *„Als ich klein war, tat ich bewusst Dinge, die mir ein Schwindelgefühl im Kopf brachten. Ich saß und ging immer wieder mit dem Körper nach vorne und dann mit voller Wucht nach hinten, so dass der Kopf und der Körper durch die Sprungfedern wieder nach vorn geschleudert wurden. Dann wurde mir schwindelig; das war gut. Abends im Bett drehte ich den Kopf hin und her; das gab mir auch das Schwindelgefühl."*

Beziehungsstiftend kann der Schwindel beim „Kreis-" und Walzertanz sein. So lud der Physiologe Wolf-Dieter Keidel dazu ein, sich vorzustellen, wie es sei, wenn man bei einem Ball mit dem oder der Angebeteten den kreisenden Tanz vollführt (s. dazu David, 1997). Physiologisch würden durch die Drehbewegungen die Bogengänge im Gleichgewichtsorgan gereizt. Dies hat zur Folge, dass über die direkte Information an die Augen versucht wird, mit schnellen Augenbewegungen gegen die Tanzrichtung dennoch ein festes Bild auf der Netzhaut zu garantieren, vorzugsweise mit dem Bild des Partners. Anfangs sähen die beiden Tanzenden noch die Umgebung, im schlimmsten Fall auch die Eltern – und fühlen sich beobachtet. Wenn sie allerdings mehrere Walzertakte vollzogen hätten, verschwimme die Umgebung und man fühle sich zunehmend ganz alleine und blicke nur noch, das aber fest, in die Augen seiner Angebeteten. Allerdings komme das dicke Ende dann, wenn der Walzer aufhört und man seine Dame zurück befördern muss. Dann bewege sich die Flüssigkeit in den Bogengängen andersherum und es werde einem schwindelig – in der Regel allerdings nur kurz.

Medizinisch bezeichnet man als Schwindel eine (meist unangenehme) Störung der räumlichen Orientierung oder die fälschliche Wahrnehmung einer Bewegung des Körpers (Aufdrehen und Schwanken) und/oder der Umgebung (Brandt, 2012). Subjektiv wird Schwindel für das Gefühl des Schwankens, der körperbezogenen Unsicherheit und des Taumels sowie des Schwindens der Sinne benutzt. Schwindel ist ein Phänomen, das jeder Mensch kennt, sei es von mehr oder weniger lustvoll ausgeführten kreisenden Bewegungen oder vom übertriebenen Alkoholgenuss her.

Der Neurologe Oppenheim beschrieb 1894 den Schwindel noch als *„Symptom von einem geringen Wert ... Aber der Umstand, dass er das einzige oder auch das wesentliche Symptom eines krankhaften Zustandes sein kann, rechtfertigt seine Besprechung"*. Inzwischen ist Schwindel nach den Kopfschmerzen das zweithäufigste Leitsymptom geworden (Brandt, 2012; Neuhauser, 2009) – dann, wenn er zu einer Einschränkung des Bewegungsradius und einer Verminderung der Lebensqualität führt, sei es aus organischen (objektivierbaren) oder aus psychogenen Gründen.

Als Folge der Schwindelsymptomatik kann es zu Ängsten vor deren Wiederauftreten kommen, so dass sich als komorbide Störung eine sekundäre Angsterkrankung oder, aufgrund der Einschränkung der Lebensqualität, eine depressive Störung entwikkeln kann. Diese psychischen Störungen können wiederum mit einer Schwindelsymptomatik einhergehen.

Dabei handelt es sich beim Schwindel immer um ein körperliches und seelisches Simultangeschehen, wie schon der Berliner Arzt Marcus Herz 1786 in seinem „Versuch über den Schwindel" beschrieb. Er sah die Zweideutigkeit des Schwindels als psychophysisches Grenzphänomen und definierte den Schwindel als denjenigen Zustand der „Verwirrung", *„in welchem die Seele wegen der zu schnellen Folge der Vorstellungen sich befindet"*. Dabei vertrat er die Überzeugung, dass die Seele nicht nur auf sensorische Reize reagiert, sondern auch aus eigenem Antrieb Vorstellungen hervorbringt und somatische Reaktionen provoziert.

Bei allem Schwindel und Dahin-Schwinden – ob als Krankheit oder als Ausnahmezustand, als Übergangsphänomen zwischen Taumel und Täuschung, als Zustand lustvoller oder bedrohlicher Sinnesverwirrung – ist der Begriff „Schwindel“ phänomenologisch so gefasst, dass die Wiederherstellung des Gleichgewichts angestrebt wird. Zustände des Schwebens und der Trance werden dann „schwindel“-erregend, wenn sie von dem Bewusstsein, „abstürzen zu können“, oder dem Empfinden einer nahenden Ohnmacht eingeholt werden. So sind das Bedürfnis und das Bemühen, Gleichgewicht und Orientierung zu finden, für die Genese des Schwindels ebenso entscheidend wie die Überforderung des Gleichgewichtssinns und Orientierungsvermögens. Schwindel ist so auch eine Erfahrung des Übergangs an der Grenze zwischen der Sicherung und dem Verlust von Subjektivität.

Nähert man sich dem Schwindel über das Klassifikationssystem ICD10, so findet man ihn unter folgenden Diagnosecodes:

| | |
|---|---|
| F066 | Organisch emotional labile (asthenische) Störung |
| F072 | Organisches Psychosyndrom nach Schädel-Hirn-Trauma |
| F0 | Organische einschließlich symptomatischer Störungen |
| F00 | Demenz bei Alzheimerscher Erkrankung |
| F01 | Vaskuläre Demenz |
| F02 | Demenz bei andernorts klassifizierten Erkrankungen |
| F05 | Delir, nicht durch Alkohol oder psychotrope Substanzen |
| F06 | Andere psychische Störungen aufgrund einer Schädigung oder Funktionseinschränkung des Gehirns oder Erkrankung |
| F07 | Persönlichkeits und Verhaltensstörung aufgrund einer Erkrankung, Schädigung oder Funktionsstörung des Gehirns |
| F1 | Psychische Störungen durch psychotropen Substanzen |
| F2 | Schizophrenie, schizotype und wahnhafte Störungen |
| F3 | Verhaltensstörungen mit körperlichen Störungen |
| F32, F33, F34 | Depressive Störung |
| F40 | Phobische Störungen |
| F41 | Angststörungen |
| F41.0 | Panikstörung (episodisch paroxysmale Angst) |
| F41.1 | Generalisierte Angststörung |

| | |
|---|---|
| F43 | Reaktion auf schwere Belastung – Anpassungsstörung |
| F44 | Dissoziative Konversionsstörung |
| F45 | Somatoforme Störung |
| F45. 8 | Psychogener Schwindel im Rahmen somatoformer Störungen |
| F48.0 | Neurasthenie |
| F48 | Sonstige neurotische Störungen |
| F50 | Essstörungen |
| F55 | Missbrauch von Substanzen, auch ohne Abhängigkeit |

Damit sind im psychiatrisch-psychotherapeutischen Bereich die wesentlichen Störungen, vor allem die Angsterkrankungen und der psychogene Schwindel im Rahmen der Somatisierungsstörungen, benannt. Hinzukommen aus dem HNO-Bereich folgende Störungen:

| | |
|---|---|
| H81 | Störungen der Vestibularfunktion |
| H810 | Menière-Krankheit |
| H811 | Benigner paroxysmaler Schwindel |
| H812 | Neuropathia vestibularis |
| H813 | Sonstiger peripherer Schwindel |
| H814 | Schwindel zentralen Ursprungs |
| H818 | Sonstige Störungen der Vestibularfunktion |
| H819 | Störung der Vestibularfunktion, nicht näher bezeichnet. |
| H82 | Schwindelsyndrome bei anderen Krankheiten |

Weiter finden sich:

| | |
|---|---|
| A881 | Epidemischer Schwindel |
| R42 | Schwindel und Taumel |
| T75.2 | Schäden durch Vibration |

Zusätzlich zu den im ICD 10 zu findenden Erkrankungen wird im DSM IV die sexuelle Aversion (302.79) aufgeführt, wobei „der Schwindel“ als Teil der „Panik“ zu finden ist.

Geht es nach der Barany Society, so wird im DSM als eine zusätzliche Klassifikationsmöglichkeit der „Persistent perceptual and postural dizziness“ („3P-D“) eingefügt. Diese würde den sehr unspezifischen „Schwindel und Taumel“ ersetzen können.

Inhaltlich kann psychogener Schwindel – mit und ohne organische Vor-Schädigung – kann (akut, rezidivierend oder anhaltend) auftreten

- als primär somatoformer (psychogener) Schwindel
- als reaktiver somatoformer Schwindel

nach einer komplett oder inkomplett ausgeheilten neurootologischen Erkrankung oder anderen, primär medizinischen Erkrankungen (etwa Synkopen) mit Schwindel. Dann findet sich zwar oft noch ein organisch „fassbarer" (Rest-)Befund, dieser erklärt aber das Ausmaß und die Ausprägung der empfundenen Schwindelzustände zumindest nicht allein.

## 1.5 Häufigkeit im medizinischen Versorgungswesen

Wie eine Befragung bei über 30.000 Personen in England zeigt, liegt die Prävalenz von Schwindel bei 17 % und steigt bis auf 39 % bei Patienten über 80 Jahre (Davis & Morjani, 2003). Yardley (1998) erhob in einer postalischen Befragung unter 2.064 Patienten von Allgemeinpraxen in London eine Monatsprävalenzrate von knapp über 20 %. Sloane, Dallara und Roach (1994) fanden in den USA, dass 2 % der Arztbesuche in Allgemeinpraxen aufgrund von Schwindelsymptomen erfolgen.

Für die Bundesrepublik Deutschland berichtete Maaß (1976), dass 19 % von 16.332 Patienten der „Deutschen Klinik für Diagnostik" im Anamnesebogen „Schwindel" angaben. Dieser Anteil sank später bei 75.000 von Kuhl und Schulz (1980) untersuchten Patienten auf knapp 6 % (n= 444). Im Vordergrund standen mit 38,7 % der Paroxysmale Lagerungsschwindel und mit 27 % vestibuläre Schwindelanfälle.

Wie Strupp und Jahn (2001) berichten, stellen sich 20 % aller neurologischen Patienten mit einer Schwindelsymptomatik vor, womit Schwindel nach Kopfschmerz das zweithäufigste Leitsymptom in diesem Rahmen ist. In der überregionalen Spezialambulanz der Neurologischen Universitätsklinik Grosshadern fanden Brandt, Strupp und Mitarbeiter (2012) bei 14.689 ambulanten Patienten (Stand 2012) ebenfalls an erster Stelle mit 18 % den benignen paroxysmalen Lagerungsschwindel, dann folgte aber schon mit 15 % der sogenannte phobische Attackenschwindel. Die Ergebnisse Lemperts (1999) aus der neurologischen Spezialambulanz der Berliner Charité mit 266 Patienten decken sich im Wesentlichen mit denen von Brandt.

Deutlich wird die Dominanz des organisch bedingten, gutartigen und meist gut behandelbaren, oft nicht als solchen erkannten Lagerungsschwindels (BPLS) sowie der hohe Anteil der als psychogen klassifizierten Schwindelformen erst recht, wenn man die von Brandt zusätzlich als psychogen bedingten Schwindelformen mit hinzunimmt. Allerdings verschiebt sich mit dem Behandlungsschwerpunkt auch die Zusammensetzung der Krankheitsbilder. So stehen bei HNO-Ambulanzen der akute Vestibularisausfall und der Morbus Menière deutlich im Vordergrund, wofür die Universitäts-HNO-Klinik Jena, die wie kaum eine andere größere HNO-Klinik seit 1932 bis heute über eine Auflistung ihrer „Schwindeldiagnosen" bei stationär aufgenommenen Patienten verfügt, ein Beispiel ist (s. Tabelle 1).

Aus der psychosomatischen Spezialklinik der Psychotherapeutischen Abteilung Mainz in Kooperation mit der dortigen Neurologie berichtet Eckhardt-Henn (1997, 2003) von in etwa 52 % psychogen verursachtem Schwindel und von weiteren 16 % der Patienten, bei denen psychogene Faktoren den Verlauf der Erkrankung ungünstig beeinflussen. Neben Angst und phobischen Störungen liegen bei den psychogenen Schwindelzuständen am häufigsten dissoziative, depressive und somatoforme (funktionelle) Störungen zugrunde (Dieterich & Eckhardt-Henn, 2004). Diese von anderen Ambulanzen abweichende Zusammensetzung liegt wesentlich mit daran, dass Patienten, die älter als 65 Jahre waren, nicht in die Studie eingeschlossen wurden. Damit fällt ein Großteil der organischen Schwindelpatienten (zum Beispiel vaskuläre Erkrankungen) heraus.

In einer psychosomatischen Klinik mit HNO-Spezifität wie im Ohr- und Hörinstitut Hesse(n) und im Gleichgewichtsinstitut der Tinnitus Klinik Dr. Hesse in Bad Arolsen finden sich deutlich mehr Menière-Patienten und vor allem oft die Einweisungsdiagnose eines „Menièreiformen" Krankheitsbildes. Dabei zeigte fast ein Drittel psychogene Schwindelformen ohne organische Erkrankungen, davon wieder je ein Drittel im Rahmen von Somatisierungsstörungen, Depressionserkrankungen und Angsterkrankungen. 25 % wiesen reaktive Schwindelbeschwerden auf, denen bei über 50 % Vestibularisausfälle vorangegangen waren.

Bei 25 % zeigte sich ein vorangegangener oder noch aktiver M. Menière als organische Vor- und Begleiterkrankung und in 22 % zeigten sich nachvollziehbare Unfallereignisse (s. im einzelnen Tabelle 1).

Tab. 1: Übersicht über die häufigsten Schwindelformen in Spezialambulanzen/-kliniken. Da einzelne Patienten mehr als eine Diagnose aufweisen, können sich in der Summe mehr als 100 % ergeben

| | Ambulanz Neurolog. Uni-Klinik Großhadern N= 14.689 (2012) | Ambulanz Neurologie Charité Berlin N= 266 (2004) | HNO - Uni-Klinik Jena N= 2387 (2001) | Deutsche Klinik für Diagnostik N=444 (1980) | Psycho-somatik Uni Mainz N= 189 (2003) | Gleichgewichts Ambulanz in der Tinnitus Klinik Dr Hesse N=265 (2016) |
|---|---|---|---|---|---|---|
| **Benigner paroxysmaler Lagerungsschwindel** | **17,8 %** | **38 %** | | **38,7 %** | **3,7 %** | **9 %** |
| **„Phobischer Attackenschwindel“** | **14,7%** | **18 %** | | | | |
| **Psychogener Schwindel** | **3,1 % “** | | | | **68 %** | **33 %** einschließlich reaktiv psychogen |
| **Akuter Vestibularisausfall** | | | **27,2 %** | | | **5 %** |
| **peripher vestibuläre Syndrome** | **8,2 %** | **11 %** | **6,7 %** | **27 %** | **17,4 %** | **12%** |
| **Bilaterale Vestibulopathie** | **7,3** | | | | | **2%** |
| **Zentral vestibulärer Schwindel** | **12,2** | **3 %** | | **5,2 %** | **2,6 %** | **8%** |
| **Migräne – assoziierter Schwindel** | **11,3 %** | **14 %** | | | **2,1 %** | **9 %** |
| **Morbus Menière** | **7,4 %** | **5 %** | **20,6 %** | **12,6 %** | **2 %** | **34%** |
| **Traumatischer Schwindel** | | | **10,5 %** | **7 %** | | |
| **Akustikusneurinom** | | | **2,9 %** | | | |
| **Perilymphfistel** | **0,6** | | | | | **3%** |
| **Vestibularis-paroxsymie** | **3,9** | | | | | |
| **andere, z.B neurodegenerative Erkrankungen** | **8,8** | | | | | |
| **Ungeklärt** | **2,8 %** | **4 %** | **5,5 %** | **5,2 %** | | **4%** |

# 2. Ätiologie – Wie kann Schwindel entstehen?

## 2.1 Die somatische Ebene

Seit „Urbeginn“ irdischen Lebens spielt die Schwerkraft der Erde für alle Lebewesen eine entscheidende Rolle. Bis auf wenige Einzeller haben die allermeisten Lebensformen versucht, sich Orientierungs- und Reaktionsmöglichkeiten auf diese feste Größe zu schaffen. Dies reicht von einfachen, umhüllten Kalksteinchen (s. Abbildung 2) bei auch schon einzelligen Meeresbewohnern bis zu den hochkomplexen, verschiedene Sinnesorgane umfassenden Gleichgewichtssystemen der Säugetiere und Vögel (Ritter, 2003; Scherer, 1998; Stoll, 2004).

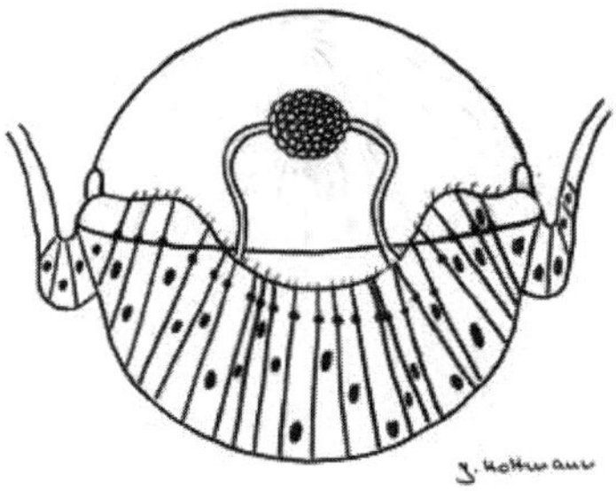

Abb. 2: Gleichgewichtsorgan bei einem Hohltier vor ca. 600 Millionen Jahren. Ein Kalksteinchen ruht in gallertiger Masse auf Sinneszellen

Das menschliche Gleichgewichtssystem stützt sich auf vielfältige Nervenverschaltungen mit Anteilen im Gleichgewichtsorgan im Innenohr, dem Kleinhirn, den Rückenmarksbahnen, den Augen und den sogenannten „Körpereigenfühlern“, dem propriozeptiven System. Aktive Körperbewegungen führen zu einer Reizung der vestibulären, visuellen und somatosensorischen Rezeptoren. Deren Meldungen werden mit einem durch frühere Bewegungserfahrungen eingeeichten, multisensorischen Erwartungsmuster verglichen. Das Erwartungsmuster wird durch die mit dem Bewegungsimpuls parallel ausgesandten Efferenzkopien bereitgestellt (Brandt, 2012). Stimmen aktuelle Sinnesreizung und Erwartungsmuster überein, so wird die Bewegung unter Erhaltung der Raumkonstanz wahrgenommen (s. Abbildung 3). Nicht zuletzt sind wir Menschen in der Lage, uns einige der vielen Gleichgewichtseindrücke bewusst zu machen, zu erleben und zu ändern. Dabei bilden – meist unhinterfragt – Wahrnehmungen, die durch „das Gleichgewicht“ erfasst werden, den Hintergrund jeglicher Erfahrung.

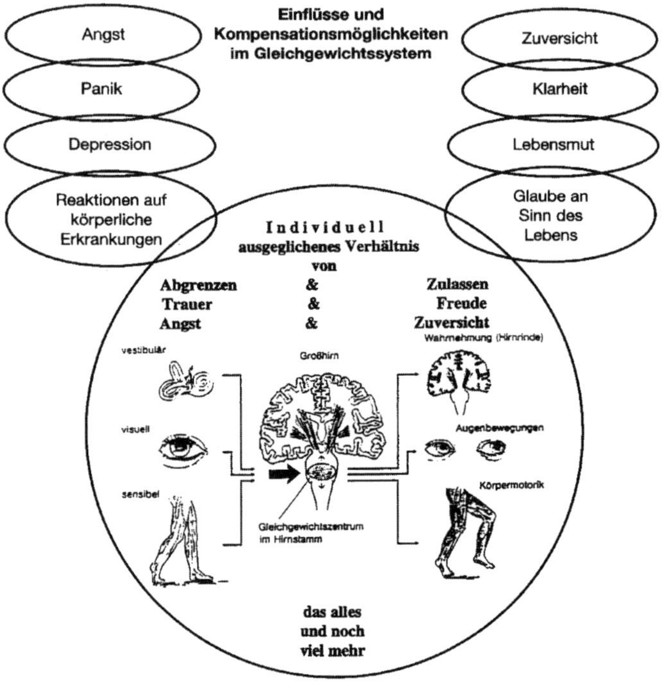


Abb. 3: Das menschliche Gleichgewichtssystem

Der Preis für die immer größeren Möglichkeiten mit Hilfe eines immer umfassenderen und immer spezialisierteren Gleichgewichtssystems ist seine größere Anfälligkeit. Schwindel ist dabei das führende Symptom und kann ausgelöst werden, wenn einer der beteiligten Komponenten erkrankt und/oder gestört wird oder wenn es „Missverständnisse“ („Kollisionen“) der verschiedenen Komponenten untereinander gibt: „Besteht eine Inkongruenz zwischen eingehendem und erwartetem Muster, so entsteht Schwindel“ (Brandt, 2012).

Die Symptome Schwindel, Übelkeit, Nystagmus und Ataxie leitet Brandt (2012) aus der gestörten Interaktion der an der „dynamischen Raumorientierung“ beteiligten Sinnessysteme ab. Er ordnet die Störungen im Bereich

- der Wahrnehmung (Schwindel),
- der Blickstabilisation (Nystagmus),
- der Haltungsregulation (Fallneigung und Ataxie) und
- des Vegetativums (Übelkeit entsprechend den Hauptfunktionen des vestibulären Systems)

unterschiedlichen Orten im Gehirn zu:

- Die Wahrnehmung als Schwindel basiere auf einer kortikalen Störung der Raumorientierung.
- Nystagmus entstehe durch eine richtungsspezifische Tonusverschiebung des vestibulo-occulären Reflexes.
- Stand- und Gangunsicherheit können Folge inadäquater vestibulo-spinaler Reaktionen sein.
- Nausea und Erbrechen würden über eine chemische Aktivierung des medulären Brechzentrums ausgelöst.

Die sich daraus ergebenden möglichen Beschwerdebilder (s. Tabelle 2) fasst Lamparter (1995) wie folgt zusammen:

- Enge funktionelle Verknüpfungen der Zentren der Raumorientierung mit dem Limbischen System führen zu den klinischen Beziehungen des Schwindels zu Angst und zu Depression, vor allem aber der Empfindung des stark Unangenehmen, der typischen Unlust.
- Zu Übelkeit und zum Erbrechen kommt es bei der Aktivierung des nahegelegenen medulären Brechzentrums.
- Nystagmen als „schnelle und gerichtete Augenbewegungen“ entstehen durch mangelnde Aussteuerung des vestibulo-occulären Reflexes.
- Der Taumel entsteht durch mangelnde Überlagerung des vestibulär-spinalen Reflexgeschehens jeweils durch den Wegfall übergeordneter Integrationsleistungen.

Auch Alkohol kann kurz und langfristig Schwindel erzeugen und erhalten. Dabei greift Alkohol direkt in die Funktion des Gleichgewichtsorgans ein, was in niedrigen Dosierungen noch als angenehmer Taumel wahrgenommen wird. Später erfolgt dann eine zunehmende Gangstörung und Orientierungslosigkeit. Darüber hinaus senkt der Alkohol oft den Blutdruck. Neben einem Gefühl einer sich drehenden Umwelt kann es dann zusätzlich noch zu einem Schwarzwerden vor Augen und einer Ohnmacht kommen.

Tab. 2: Übersicht über charakteristische Zuordnungsmögichkeiten bei organischen Schwindelerscheinungen

| Ort | Erkrankung | Schwindel-qualitäten | Dauer | Wichtige Zusatzphänomene |
|---|---|---|---|---|
| | BPLS | **Drehschwindel** | Sekunden nach rascher einseitiger Bewegung | |
| Labyrinth/ Innenohr (einseitig) | Ausfall eines Gleichgewichts-organs | **Drehschwindel** | Tage bis Wochen, heftig einsetzend und langsam, aber sicher, abklingend | |
| | M. Menière | **Drehschwindel** | Mindestens 20 Minuten bis Stunden | zunehmende Hörverluste, Tinnitus |
| | Beidseitiger Gleich-gewichtsausfall | **Benommenheits-schwankschwindel** | anhaltend | Im Dunklen Schwindelverstärkung |
| „Kreislauf" - Orthostase | Herz-Kreislauferkrankungen | **Schwarzwerden vor Augen, Sternchen-sehen** | Beim schnellen Aufstehen etc. | Ohnmacht, Blasswerden, Schweißausbruch |
| Kleinhirn | MS, Tumore, Parkinson | **Gangunsicherheit** | anhaltend | |
| Zentrale Schwindel-formen | Tumore, MS | **Unsicherheit, gehen wie auf Watte** | anhaltend | Ausfälle der Hirnnerven richtungsweisend |
| | Migräne | **kann alle Schwindel-formen auslösen** | vorübergehend | reversible Hörverluste, Tinnitus |

Chronischer Alkoholgebrauch schädigt zunehmend und dauerhaft die sensiblen Nerven und Propriozeptoren. Dies macht sich durch Missempfindungen, dann Sensibilitätsstörungen bis Taubheitsgefühlen und letztlich einer Polyneuropathie bemerkbar. Dann kommt auch eine Stand- und Gehunsicherheit hinzu.

Bei weiter anhaltendem Alkoholmissbrauch kann es zusätzlich noch zu Schädigungen im Ernährungshaushalt kommen. Das in diesem Zusammenhang oft fehlende Vitamin B12 kann wiederum zu einer Schädigung der sensiblen Rückenmarksbahnen führen. Fehlt auch noch das Vitamin B1, kommt es zu einem direkten Untergang von Nervenzellen im Hirnstamm. Die sich daraus entwickelnde Wernicke-Enzephalopathie geht einher mit zentralen Gleichgewichtsstörungen, Doppelbildern, Augenzittern und Bewusstseinsstörungen. So kann aus dem anfangs oft noch als angenehm empfundenen Schwindel bei der Alkoholkrankheit eine tödliche Entwicklung eintreten – entweder als „Verbluten" bei Leberzirrhose oder „Verblöden" beim Korsakow-Syndrom, wofür nicht zuletzt der Schauspieler Harald Juhncke in seinen Stücken und seinem Leben bekannt geworden ist.

Relevant ist, dass hinter dem Suchtverhalten meist eine erhebliche psychische Not und entsprechende Komorbidität steht, die weit über das rein somatische Geschehen hinausgeht.

## 2.2 Die psychogene Ebene – der psychogene Schwindel

### 2.2.1 Symptome und Beeinträchtigungen

Der psychogene – oder neuerdings „somatoforme" – Schwindel (im Englischen „psychiatric dizziness") und in der „aktuellen US-amerikanischen Diskussion subsummiert unter „Persistent Perceptual and Postural Dizziness" spielt sich ätiologisch und im Erleben und Erleiden überwiegend auf der Empfindungsebene, in der emotionalen Welt, des betroffenen Patienten ab. Dort ist er – ebenso wie ein organisch bedingter Schwindel – meistens mit Angst sowie spezifisch mit dem Gefühl des Kontrollverlustes verbunden. Neurobiologisch können hohe Angstlevel die Empfindlichkeit der zentralen Vestibulariskerne für afferente Bewegungswahrnehmungen erhöhen. So weisen Patienten mit einem anhaltenden Schwindelerleben oft ein eingeschränktes, durch Absicherung und Kontrollstrategien gekennzeichnetes Bewegungs- und Haltungsverhalten (vorsichtige Bewegungen, ggf. Abstützen) auf. Dies kann mit hochfrequenten, aber kleinamplitudigen Haltungskorrekturen einhergehen, wie sie zum Ausgleich eines hohen Sturz-Risikos angemessen wären („Gehen wie auf Glatteis").

Verbunden ist dies oft mit einer erhöhten visuellen Aufmerksamkeit für die bewegte Umgebung und einer Überempfindlichkeit gegenüber Bewegungsimpulsen, seien es Eigenbewegungen oder Bewegungen in der Umwelt. Dabei können aktive Kopf- und Körperbewegungen als passive Beschleunigungen oder Scheinbewegungen erlebt werden und Handlungs- und Wahrnehmungsmuster verschwimmen. Gegenüber komplexen und präzisen visuellen Anforderungen zeigen sich oft Unsicherheiten. Die psychogenen Schwindelempfindungen sind für die Betroffenen sehr real und keineswegs eingebildet (Lamparter, 1995; Eckhardt-Henn, 1997/2004).

*Schwindel beeinträchtigt ganz spezifisch das Gefühl der Kontrolle*
Schwindel ist dabei ein Symptom, das ganz spezifisch das Gefühl der Kontrolle beeinträchtigt. Der Schwindelzustand entsteht angesichts von für den Patienten unbegreiflichen „verwirrenden“ Affekten oder aufgrund von äußeren oder inneren Wahrnehmungen, die Angst auslösen, bzw. durch funktionelle zentrale Verrechnungsstörungen, die durch Angst bedingt werden. Physiologisch geht die Schwindelangst oft mit Tachykardien, die als starkes Herzklopfen empfunden werden, sowie Anspannung, Schwächegefühl, Schwitzen und Zittern einher.

Kognitiv können meist Grundannahmen von Unsicherheit, Hilflosigkeit und Unfähigkeit identifiziert werden. Daraus ableitende „automatische“ Gedanken können sein, „wegen des Schwindels weniger zur Bewältigung auch alltäglicher und erst recht schwieriger Aufgaben fähig zu sein, sich „unmöglich“ zu machen und „den Halt in der Welt zu verlieren“. Begleitend dazu finden sich oft Gefühle von Niedergeschlagenheit, Situations- und Zukunftsangst und eine sich meist steigernde Erwartungsangst hinsichtlich Schwindelgefühlen in bestimmten Situationen, was zu einem meist zunehmenden Vermeidungs- und Rückzugsverhalten führt.

Nach neurologischer Auffassung kann psychogener Schwindel auch durch ein Verarbeitungsproblem – ohne organische Schädigung – entstehen, wenn z. B. Sinnesreizungen und Erwartungsmuster nicht übereinstimmen. Dann wird die Bewegung unter Verlust der Raumkonstanz wahrgenommen. Besteht schon eine „präformierte Schwachstelle“, wie etwa nach einem Gleichgewichtsausfall, so kann ein psychogenes Geschehen dort auf den Ort des geringsten Widerstandes treffen und eine „ohrtypisch erscheinende“ Symptomatik mit Attacken- und Drehschwindel mit vegetativen Begleitsymptomen und Brechreiz verursachen, obwohl die eigentliche Ursache zentraler zu suchen ist.

Man könnte auch sagen: Die Qualität des Schwindels orientiert sich am vorher erlebten Modell, das real beim Patienten stattgefunden haben kann oder bei anderen beobachtet wurde. Zum Verständnis von Schwindel wesentlich sind daher die Vorerkrankungen, die Biographie und die bis dahin entwickelte Persönlichkeitsstruktur.

Der psychogene oder somatoforme Schwindel kann also Symptome unterschiedlicher Qualität und damit verbundene Beeinträchtigungen der Alltagsaktivitäten aufweisen. Relativ häufig schildern die Patienten Schwank- oder diffusen Schwindel (Benommenheitsgefühl, Leeregefühl im Kopf, Unsicherheit beim Gehen, Gefühl zu kippen). Je nach zugrunde liegender psychischer Erkrankung zeigen sich weitere Symptome:

- Vegetative Symptome, wie Herzrasen, Übelkeit, Schweißausbrüche, Luftnot, Erstickungsangst, Appetitmangel und Gewichtsverlust,
- Antriebs- und Konzentrationsstörungen, Leistungsabfall, subjektiv empfundene Einschränkungen der Berufs- und Alltagsaktivitäten,
- Störungen von Affekt- und Stimmungslage, Schlafstörungen und Angstsymptome.

Typischerweise werden diese Symptome von den Patienten als reaktiv, d.h. als durch den Schwindel ausgelöste und bedingte Symptome, erlebt und geschildert. Konflikt- und Belastungssituationen, die als Auslöser der Schwindelerkrankung fungieren könnten, werden kaum berichtet und sind den Patienten meist auch nicht bewusst.

In etwa 1/3 der Fälle ist eine organische Schwindelerkrankung (z. B. Neuritis vestibularis, gutartiger Lagerungsschwindel, M. Menière) in der Vorgeschichte nachweisbar (Dieterich & Eckhardt-Henn, 2004), wobei die akute Symptomatik zurückgegangen ist, sich darauf aber ein erlerntes, meist angstbesetztes psychisches Geschehen aufpfropft (Staab 2012).

Godeman (2009) fand dass psychische und psychische Variablen während der ersten Tage eines Schwindels keinen Voraussagewert für die weitere Entwicklung eines anhaltenden Schwindels zeigten. Der Wendepunkt für die Entwicklung psychischer Symptome scheint ab dem 10. Tag einzutreten, wenn sich dann – nach entsprechend ungünstigem Verlauf, gefährdeter Persönlichkeitsstruktur, vorab schon verschwindenden Ressourcen und oder ungünstigem Umgang – immer noch großer Angstlevel finden lassen.

Nach 6 Wochen scheinen katastrophisierende Gedanken („Ich muss vielleicht erbrechen“, „Ich habe bestimmt einen Schlaganfall“, „ich werde verrückt“) deutlicher zu werden. Patienten mit hohen Angstwerten nach 12 Wochen entwickeln häufiger eine psychiatrische Komorbidität.

Am häufigsten liegen dem psychogenen Schwindel Angststörungen, phobische, depressive und dissoziative Störungen zugrunde, sie können aber auch unterhalb einer klinisch manifesten Ausprägung bleiben (Staab 2012). Wie bei anderen psychosomatischen Erkrankungen folgt der Schwindel dann ähnlichen pathogenetischen Mechanismen wie denjenigen der jeweiligen zugrunde liegenden psychopathologischen Störungen.

Vermuten lässt sich, dass subjektive und auch konstitutionelle Faktoren im Sinne eines „körperlichen Entgegenkommen" für dieses Symptom eine wichtige Rolle spielen können. Bei Belastungs- und Konfliktsituationen oder psychischen Störungen kann es dann zur Entwicklung des somatoformen Schwindels führen – und nicht zu Magenschmerzen oder einem Tinnitus-Leiden.

### 2.2.2 Schwindel- und Angsterkrankungen

Angstpatienten sind die bestuntersuchte und wichtigste Untergruppe bei Patienten mit Schwindel. So zeigt eine Reihe von Untersuchungen den hohen Stellenwert von Ängstlichkeit bei Patienten, die primär über Schwindel klagen (Aust, 1995; Asmundson et al., 1998; Brandt et al., 2012; Clark et al., 1994; Eagger et al., 1992; Eckhardt et al., 1996; Kroenke, 1992; Nedzelski, 1994; Rigatelli et al., 1984; Stein et al., 1994; Balaban & Thayer, 2001). Der Anteil der Angststörungen bei Patienten mit einer vestibulären Dysfunktion variiert zwischen 3% (Sullivan et al., 1993) und 41% (Eagger et al., 1992). Für Patienten ohne vestibuläre Dysfunktion werden Inzidenzen zwischen 6% (Sullivan 1993) und 76% (Simpson et al. 1998) berichtet.

Angst ist ein normales menschliches Phänomen, eine aus evolutionärer Sicht entwickelte Schutzfunktion, die das Überleben des Organismus sichert. Erst unangepasste, übertriebene, der Situation nicht angemessene Angstreaktionen kann man als Störung bezeichnen. 1895 beschrieb Sigmund Freud, dass Schwindel ohne organische Erkrankung ein wichtiges Symptom bei Angsterkrankungen sein kann. Dabei bestehe der Schwindel in einem „spezifischen Missbehagen, begleitet von den Empfindungen, das der Boden wogt, die Beine versinken, dass es unmöglich ist, sich weiter aufrecht zu halten. Dabei sind die Beine bleischwer, zittern oder knicken ein". Zum Hinstürzen führe dieser Schwindel nie. Allerdings könne ein solcher Schwindelanfall auch durch einen Anfall von tiefer Ohnmacht vertreten werden. Andere ohnmächtige Zustände bei der Angstneurose schienen von einem Herzkollaps abzuhängen. Der Schwindelanfall sei nicht selten von der schlimmsten Art von Angst begleitet, häufig mit Herz- und Atemstörung kombiniert. In seinen leichteren Formen sei er als Taumel zu bezeichnen, in schwerer Ausbildung stelle er sich als Schwindelanfall mit oder ohne Angst dar.

Angststörungen werden heute charakterisiert durch subjektiv nicht beherrschbare Angstgefühle im engeren Sinne, vegetative Symptome wie Schwitzen, Zittern und Herzklopfen sowie typische Verhaltensweisen wie Erstarren, Flucht oder Vermeidung, verbunden mit subjektivem Leidensdruck und einer Einschränkung der Lebensqualität und nicht zuletzt durch dysfunktionale Kognitionen. Werden dabei bestimmte Orte oder Situationen vermieden, um den gefürchteten Stimulus nicht ausgesetzt zu sein, spricht man von einer Phobie (s. dazu Abschnitt 2.2.3)

Ob der Schwindel als körperlicher Ausdruck eines unerträglichen und nicht zu bewältigenden seelischen Konfliktes zu sehen ist oder als funktionelle Störung im Sinne einer unspezifischen körperlicher Reaktion auf psychosoziale Belastungssituationen, ist eine häufig diskutierte Grundsatzfrage zweier psychosomatischer Denkweisen, die sich meist sinnvoll ergänzen können (Ronel & Lahmann, 2008).

Bei der generalisierten Angststörung können sowohl Schwindelanfälle als auch Dauerschwindel auftreten. Der Dauerschwindel kann an Intensität zu- und abnehmen. Neben den Schwindelsymptomen beklagen die Patienten – entsprechend der psychogenen Grunderkrankung – eine ständige innere Anspannung und Nervosität, eine anhaltende frei flottierende Angst, Zukunftsängste, psychomotorische Unruhe, Ein- und Durchschlafstörungen. Spezifiziert werden oft Ängste benannt, dass dem Patienten – durch den Schwindel oder „im Schwindel" – etwas passieren könnte, hinzu kommen oft weitere unheilvolle Vorahnungen.

Aus kognitiver Sicht (s. Abbildung 4) wird angenommen, dass bei bestimmten prädisponierten Patienten Angst und Panik aufgrund einer positiven Rückkopplungsschleife zwischen einer körperlichen Sensation (z.B. Schwindelsensation) oder einem körperlichen Krankheitssymptom (z.B. Drehschwindelanfall), die katastrophisierend als Gefahr (z.B. drohender Schlaganfall oder Zeichen eines Hirntumors) bewertet wird, eine eskalierende Angstreaktion entsteht. Diese Angstreaktion kann zu einem weiteren Anstieg des autonom-nervösen Erregungsniveaus führen und in einem Circulus vitiosus in Panik bis hin zu Todesangst münden, dieser Anstieg im Sinne eines Teufelskreises wiederum eine Steigerung der Herzfrequenz und der Atemfrequenz bewirken.

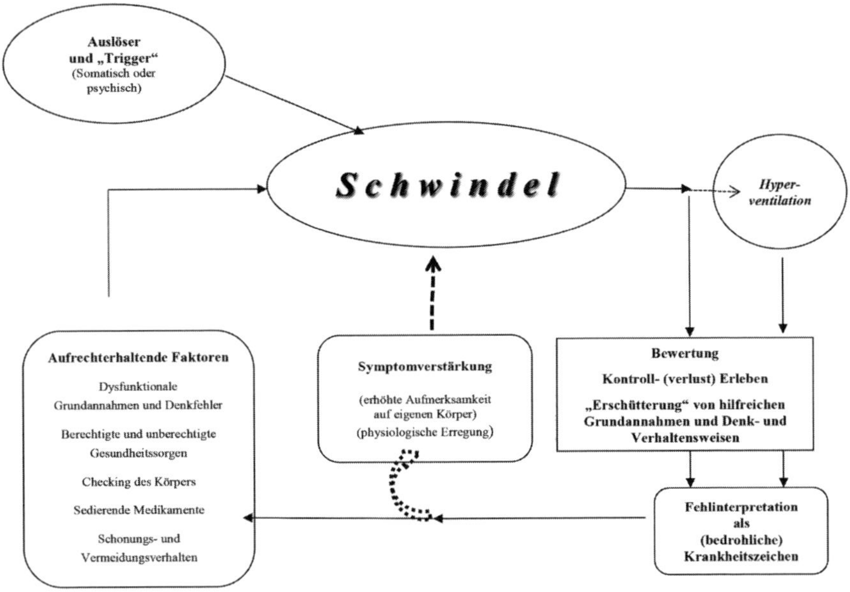


Abb. 4: Schwindelentstehung bei einer Angststörung aus kognitiver Sicht, modifiziert nach Rief, W., Hiller W (1998)

Kommen so Hyperventilationszustände mit Gefühlen wie Schwindel, Leere oder Leichtigkeit im Kopf, Angst vor einer Ohnmacht und dem Gefühl, ohnmächtig zu werden sowie Parästhesien hinzu, wird die Angst weiter verstärkt, wobei eine Hyperventilation vom Patienten subjektiv oft nicht als solche bemerkt wird. Wenn diese für den Patienten unvorhersehbaren (Schwindel-) Anfälle wiederholt auftreten und das Gefühl des Ausgeliefertseins und der Hilflosigkeit verfestigen, kann es im weiteren Verlauf zu einer Erwartungsangst und damit zu einem phobischen Vermeidungsverhalten bis zum totalen sozialen Rückzug kommen (s. reaktiver psychogener Schwindel, Abschnitt 2.3).

Aus psychodynamischer Sicht wird angenommen (s. Abbildung 5), dass es zu einer psychosomatischen Dekompensation kommen kann, wenn organische Erkrankungen oder subjektiv bedrohlich erlebte körperliche Missempfindungen auf eine akute innere Konflikt- oder Belastungssituation bzw. auf einen Patienten mit entsprechend prädisponierter Persönlichkeitsstruktur treffen.

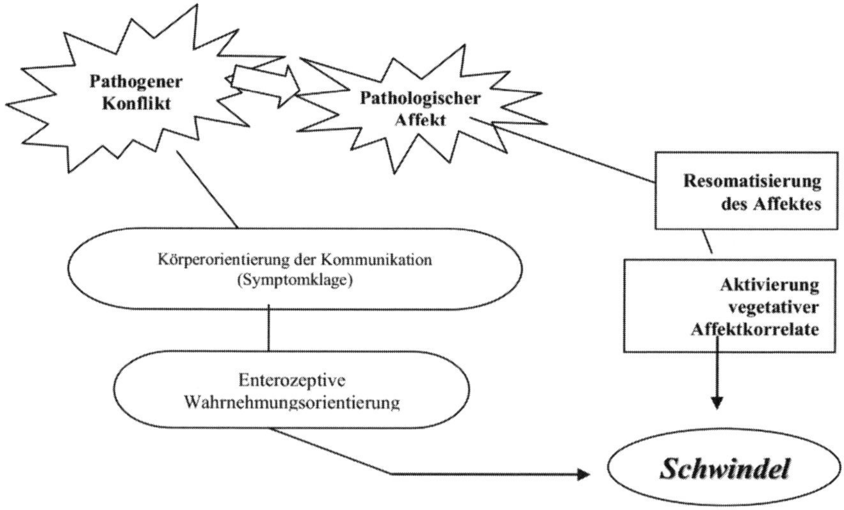


Abb. 5: Schwindelentstehung bei einer Angststörung aus psychodynamischer Sicht (nach Ermann, 2004), zur Aufrechterhaltung siehe Abb. 4.

Aus tiefenpsychologischer Sicht kann es zu einer Somatisierung von Affekten kommen, wenn die inneren, bedrohlich erlebten Affekte abgewehrt werden müssen. Das körperlich erscheinende Symptom ersetzt den Affekt im Sinne eines „Affektäquivalents". Der Schwindel dient dann zur Abwehr eines quälenden Affektes, der etwa starke Angst oder Schuldgefühle durch Schwindelgefühle ausdrückt. So ist für das bewusste Erleben der psychische Zusammenhang zwischen dem Schwindelgefühl und dem affektverursachenden Auslöser, etwa einem Konflikt, nicht mehr wahrnehmbar. Dies kann – kurzfristig – im Sinne eines primären Krankheitsgewinns zur Entlastung führen.

Es handelt sich hier allerdings wie bei Neurosen generell um einen „suboptimalen" Stabilisationsversuch, weil die gewonnene „Entlastung" unter Umständen mit teilweise doch erheblichen Einschränkungen der beruflichen und Alltagsaktivitäten einhergehet. Darüber hinaus verhindert es reale Wege aus dem Dilemma. Dies verfestigt sich ungünstig, wenn der Schwindel mit sekundärem Krankheitsgewinn verstärkt wird, erst recht wenn sich der Patient – „legitimiert" durch die „organische" Erkrankung – regressiven Bedürfnissen und Versorgungswünschen hingeben kann.

Affektäquivalent kann „Schwindel" aber auch Wut, Scham oder auch Ekelempfindungen entsprechen, die sich in Klagen über „ständiges Schlechtwerden“ oder funktionelles Erbrechen äußern können. Lamparter (2002) führt darüber hinaus auf, dass Schwindel auch als Deckaffekt etwa für empfundene Lust oder Befriedigung in einer verbotenen oder anstößigen Liebesbeziehung auftreten kann.

Psychodynamisch lassen sich einige typische Konflikte und/oder Grundsituationen in folgenden Kernbereichen fokussiern, bei denen Schwindel statt der Angst in den Vordergrund bzw. in das Bewusstsein treten kann:

- Fehlende Konflikt- und Gefühlswahrnehmung,
- Abhängigkeitsentwicklungen im Widerspruch mit Selbständigkeitswünschen,
- Tatsächliche Unterwerfung im Widerspruch mit dem Wunsch nach Kontrolle,
- Versorgungswünsche im Widerspruch mit Selbständigkeitsbestrebungen,
- Selbstwertkonflikte, Gewissens- und Schuldkonflikte,
- Sexuelle Konflikte und Identitätskonflikte.

Hinzukommen können konflikthafte äußere Lebensbelastungen, hier insbesondere Verluste in Beziehungen und Krisen. Der eigentliche Affekt, der zum Auftreten des Schwindels führt, braucht dabei nicht bewusst werden.

### 2.2.3 Schwindel bei Panikattacken

Panikattacken sind plötzlich auftretende Angstanfälle, bei denen die Betroffenen das Gefühl haben, zu sterben, zu kollabieren oder verrückt zu werden oder die Kontrolle zu verlieren. Treten diese Attacken mehrmals innerhalb eines Monats auf oder bleibt die Angst vor einer neuerlichen Attacke bestehen, spricht man von einer Panikstörung. Panikattacken werden häufig getriggert und aufrecht erhalten durch die Interaktion von katastrophisierenden Gedanken und unangenehmen Körpersensationen (Staab 2006). Dies führt oft zu einem Teufelskreislauf mit ängstlichen Kognitionen, die somatische Reaktionen wie Schwitzen, Zittern und Palpationen hervorrufen, die wiederum als Zeichen drohender Gefahr missinterpretiert werden, die wiederum zu mehr Angst und damit auch zu mehr Schwindel führen kann.

Der Mechanismus der Konditionierung erhöht die Wahrscheinlichkeit für weitere Attacken und produziert möglicherweise dramatische Antworten zu eigentlich harmlosen Auslösereizen, wie etwa Spontanvariationen des Herzschlages. Bei Patienten mit Angstschwindel nach einer Vestibulariserkrankung können die initialen Symptome den unkonditionierten Stimulus für die Angst darstellen, die sog. introzeptive Konditionierung kann dann zu Panikattacken als Reaktion auf leichte vestibuläre Symptome oder gar physiologische vestibuläre Sensationen führen. Wenn diese gesteigert werden, kann sich ebenfalls noch eine Platzangst aus der Vermeidung entwickeln. Kognitive Mechanismen können zu diesem Prozess beitragen, wenn die vestibulären Symptome als katastrophisierend erlebt werden und dann eine Panikattacke auslösen. Die Lebenszeitprävalenz liegt bei 3,5 %, wobei die Mehrzahl der Betroffenen keine Agoraphobie entwickelt.

Bei Schwindelanfällen als Ausdruck oder im Rahmen einer Panikattacke kommt es meist zu einem plötzlich auftretenden, wie „aus heiterem Himmel“, von wenigen Minuten bis hin zu Stunden anhaltenden Schwindelsensationen. Diese können von vegetativen Symptomen wie Herzklopfen, Schweißausbruch, Luftnot bis Erstickungsgefühl, Herzrasen, Blutdruckanstieg, Brechreiz, Durchfall und Depersonalisationssymptomen begleitet sein. Diese können wiederum hypochondrisch mit der Befürchtung, an einem Schlaganfall oder Herzinfarkt zu leiden, verarbeitet werden. In der Folge werden häufig die Orte, an denen es zum Auftreten eines „Anfalls“ kam, gemieden. Die dabei empfundenen (Todes-)Angst- und Panikgefühle werden als Auswirkung des Schwindels erlebt.

Panikattacken bei Panikstörungen sind häufig mit Schwindelsymptomen verbunden. So fanden Langs und Mitarbeiter (2000) bei mehr als 60 % der Patienten mit einer unkomplizierten Panikstörung Schwindel als Symptom eines Angstanfalles und bei mehr als 80 % bei Patienten, die zusätzlich eine Agoraphobie (s. Abschnitt 2.2.2) entwickelt hatten. Heinrichs et al. (2003) haben bei 398 Agoraphobie-Patienten mit Panikstörungen die Häufigkeit der Angst vor dem Schwindel und dem Einfluss von Verhaltenstherapie auf diese Angst bei Patienten mit Panikstörungen untersucht. Dabei zeigte sich, dass Angst vor Schwindel eine der häufigsten Beschwerden war, mit denen sich die Patienten zur Therapie vorstellten, so dass es wichtig ist, über die potentiellen Differentialdiagnosen, bei denen diese Angst vorkommt, informiert zu sein.

Schwindelanfälle im Rahmen einer Panikstörung können in schwersten Fällen mehrmals täglich – auch in der Nacht – auftreten. In der Nacht haben die Patienten subjektiv das Gefühl, vom Schwindel wach zu werden. Sie können dann oft längere Zeit nicht mehr schlafen, obwohl nach den Anfällen oft ein Erschöpfungsgefühl auftritt. Häufig nehmen sie wiederholt medizinische Notdienste in Anspruch, die typischerweise nichts finden und sie deswegen meist „zur Abklärung" von Schlimmerem ebenso notfallmäßig ins Krankenhaus einweisen. Oft wird erst im Verlauf einer Psychotherapie verständlich, welche Konflikte die Symptomatik auslösen.

Die Symptome einer Panikattacke mit Schwindel wurden bereits von Freud beschrieben, als er einen Ausflug in die Hohen Tauern unternahm, „um die Welt der Medizin und besonders die Neurosen zu vergessen". Stattdessen musste er erleben, dass es auf der Alm eben doch „eine Sünde" gibt. So sprach die 18-jährige Katharina „den Doktor" wegen der ihr unverständlichen Schwindelsymptome an. Katharina wurde mit 14 Jahren von ihrem Vater sexuell bedrängt und beobachtete mit 16 Jahren den Vater beim Geschlechtsverkehr mit ihrer Cousine, die in der Folge davon schwanger wurde. Die Bekanntgabe der Vorfälle an die Mutter führte zu großem Streit zwischen den Eltern vor den Kindern, zur Bedrohung Katharinas durch den Vater und schließlich zur Scheidung der Eltern, was von Katharina schuldhaft verarbeitet wurde, weil der Vater ihr die Schuld am Scheitern der Ehe gab. Sie schilderte: *„Es kommt plötzlich über mich. Dann legt's sich zuerst wie ein Druck auf meine Augen, der Kopf wird schwer und sausen tut's, nicht auszuhalten, und schwindelig bin ich, dass ich glaub', ich fall' um, und dann presst mir die Brust zusammen, dass ich keinen Atem kriege ... Den Hals schnürt's mir zusammen, als ob ich ersticken sollt ... Ich glaub immer, jetzt muss ich sterben, und ich bin sonst couragiert, ich geh' überall alleine hin, wenn so ein Tag ist, an dem ich das hab', dann trau' ich mich nirgends hin, ich glaub' immer, es steht jemand hinter mir und packt mich plötzlich an."*

Zur Verbindung zwischen Angst und Schwindel existieren verschiedene Vermutungen. Neurobiologisch können hohe Angstlevel die Empfindlichkeit der zentralen Vestibulariskerne für afferente Bewegungswahrnehmungen erhöhen (Staab 2012). Dass Schwindel Angst – und andere vegetative Symptome auslöst – ist erwiesen. Umgekehrt existieren auch Hinweise dafür, dass die vestibuläre Reaktion unter Angst, insbesondere bei Hyperventilation, verändert ist (Furman & Jacob, 1997; Balaban, 2012) Dies bedeutet, dass Angst und Hyperventilation zu – wohl vorübergehenden – Funktionsstörungen des vestibulären Systems führen können. Eine wichtige Rolle könnten dabei in der Feinabstimmung des Gleichgewichtsorgans die efferenten Bahnen im Nervus vestibularis spielen. Die Nervenendigungen verteilen sich im Gleichgewichtsorgan ohne Spezifität und steuern sowohl Typ-I- als auch Typ-II-Zellen an und legen nahe, dass das Gleichgewichtsorgan nicht nur – afferent – das ZNS über die Lage im Raum informiert, sondern diese auch umgekehrt mehr oder weniger großen Feineinstellungen unterworfen ist.

Ohne genauere Kenntnisse der organischen Verhältnisse haben zu können, postulierte schon Schilder (1942), dass Neurosen gar organische Veränderungen in der Vestibulargegend zeigen könnten. Er vermutete, dass ein Sinnesorgan, das nur halbbewusste Eindrücke empfängt und zu einer instinktmäßigen, primitiven Beweglichkeit führt, gerade auf Gefühle empfindlich reagieren wird: *„Dysfunktion des Vestibularapparates ist häufig der Ausdruck zweier einander widersprechender psychischer Tendenzen; darum treten in fast jeder Neurose Schwindelgefühle auf. Die Neurose kann in der Vestibulargegend organische Veränderungen zeigen. Schwindel zeigt Gefahr im Bereich des Ichs an und tritt dann auf, wenn das Ich seine synthetisierende Funktion in den Sinnen nicht mehr ausüben kann. Er tritt aber auch dann auf, wenn im Zusammenhang mit Bestrebungen und Wünschen so widersprüchliche motorische und haltungsmäßige Impulse auftreten, dass sie miteinander nicht mehr vereinbart werden können“*.

Auf empirischer Grundlage wurde in zahlreichen Studien angenommen, dass Schwindel und Panik als Co-Morbidität aus einer zentralen neurologischen Verbindung zwischen dem vestibulären und dem autonomen Nervensystem resultieren können (Balaban & Porter, 1997; Balaban & Thayer, 2001; Clark et al., 1994; Furman, Jacob & Redfern, 1998; Simon & Pollack, 1998; Sklare et al., 2001/1990; Yardley, 1995).

Patienten mit Angststörungen, phobischen oder depressiven Störungen sind nach Dieterich und Eckhardt-Henn (2004) oft zu einer weiterführenden Psychotherapie zu motivieren. Brandt (2012) berichtet über eine katamnestische Untersuchung zwischen 0,5 und 5,5 Jahren nach der Erstuntersuchung: 78 Patienten mit „phobischem Attackenschwindel“, dem Angststörungen und phobische Störungen, depressive dissoziative und somatoforme Störungen zugrundegelegen hätten, waren nach dem therapeutischen Vorgehen etwa zu 72 % beschwerdefrei oder zeigten eine deutliche Besserung.

Voraussetzung für solche Besserungen ist, dass man den Schwindelpatienten in einer akzeptierenden, nicht entwertenden Haltung begegnet und ihnen ausführlich die psychosomatischen Zusammenhänge erklärt. Deutlich sollte werden, dass sie sich den Schwindel nicht einbilden, sondern dass auch ein psychogen verursachter Schwindel ein schwerwiegendes und beeinträchtigendes Symptom ist. Dabei ist allerdings sehrwichtig, dass die vorbehandelnden somatischen Kollegen (Neurologen, HNO-Ärzte, Internisten, Hausärzte etc.) sie tatsächlich aufklären, damit sie nicht das Gefühl bekommen, „abgeschoben" zu werden.

### 2.2.4 Schwindel als Ausdruck einer phobischen Störung

Die häufigsten phobischen Störungen, die somatoformen Schwindelerkrankungen zugrunde liegen, sind die *Agoraphobie* und die *Soziophobie* (Dieterich & Eckhardt-Henn, 2004; Hoffmann, 2007). Bei einer klassischen Phobie steht die Angst im Vordergrund, in bestimmten Situationen zu versagen, Panik zu entwickeln und in eine Situation von Ohnmacht und Hilflosigkeit einschließlich Peinlichkeit und Scham zu geraten.

Im Rahmen einer Phobie ersetzt der Schwindel die Angst bzw. die dem Patienten deutlich werdende Angst wird auf den Schwindel bezogen: Man fürchtet, es könnte ein Schwindelanfall auftreten, der es unmöglich macht, sich fortzubewegen, oder man könnte denken, man sei betrunken. In der genaueren Exploration lässt sich meist erarbeiten, dass der Schwindel gehäuft in entsprechenden Situationen auftritt, z.B. Einkaufen im Supermarkt, Warteschlangen, Autofahren, Benutzen öffentlicher Verkehrsmittel oder in sozialen Situationen, in denen der Patient sich einer zwischenmenschlichen Bewertung ausgesetzt fühlt. Diese Situationen werden als nicht problematisch berichtet, und auch das oft ausgeprägte Vermeidungsverhalten wird subjektiv nicht als Vermeidungsverhalten empfunden, sondern als selbstverständliche Folge der Schwindelerkrankung.

Auch hier wird oft erst im Verlauf einer Psychotherapie verständlich, welche Auslöser oder Konflikte die Symptomatik in Gang setzen.

*Agoraphobie (Platzangst)*
Führendes Merkmal ist die Angst sich an bestimmten Orten oder „räumlichen“ Situationen zu befinden, bei denen Paniksymptome auftreten können oder die eine Flucht schwierig oder peinlich machen. Die Angst führt üblicherweise zum Vermeiden solcher Situationen (z.B. nicht alleine aus dem Haus gehen, Vermeidung von Menschenmengen). Das Vermeidungsverhalten kann zu Beeinträchtigung der Lebensgestaltung führen (z.B. zur Arbeit fahren).

Freud berichtete über Schwindelanfälle bei einer 38-jährigen Patientin mit einer Agoraphobie im Rahmen einer Angstneurose. In der Therapie konnte er eine akute Reaktivierung einer früheren Situation, die mit Todesangstgefühlen verbunden war, als Auslöser identifizieren. Agoraphobie ist keine codierbare Störung, sondern es wird die spezifische Störung z. B. Agoraphobie mit Panikstörung codiert.

Für den Therapieerfolg bei Agoraphobie komme der Angst vor Schwindel allerdings keine Sonderstellung zu (Heinrichs et al., 2003). Die Effektivität der psychologischen Angstbehandlung habe sich abhängig davon gezeigt, ob die Patienten ihre Angst vor störungsspezifischen körperlichen Symptomen im Allgemeinen verlören, nicht aber speziell die Angst vor Schwindel.

*Soziophobie (Soziale Phobie)*
Soziale Phobien sind charakterisiert durch eine Situationsangst mit Vermeidungsverhalten. Im Fokus stehen Situationen und Handlungen, die sich unter den Augen von Drittpersonen abspielen, die in der Wahrnehmung der Betroffenen das Verhalten nicht nur beobachten, sondern möglicherweise auch kritisieren könnten. Eine soziale Phobie äußert sich nicht nur bei Ausnahmesituationen wie Examina und öffentlichem Auftreten, sondern auch schon bei alltäglichen Anlässen. Befürchtet und sogar erwartet wird, Fehler zu machen, sich zu blamieren, peinliche Situationen „zu provozieren“ oder gedemütigt zu werden. Vor allem die Angst vor Beschämung spielt eine entscheidende Rolle Die Angst wird als so ausgeprägt erlebt, dass man sich aus eigener Kraft kaum von ihr lösen kann.

So kann eine soziale Phobie vor fremden Menschen, Vorgesetzen und beim Kontakt mit dem anderen Geschlecht und vielen, für die meisten Menschen nicht problematische Situationen auftreten. Die Konfrontation mit gefürchteten sozialen Situationen ruft unmittelbare Angstreaktion hervor und kann zu einer situationsbegünstigten Panikattacke führen. Dies ist in der Regel mit Herzklopfen, Zittern, Schwitzen, Erröten oder auch Schwindel verbunden. Die dahinter stehende Angst wird als solche meist nicht wahrgenommen – ebenso wenig wie das Vermeidungsverhalten subjektiv nicht als solches empfunden wird, sondern als Folge der körperlichen Symptome, wie z.B. des Schwindels.

Meist wird die Diagnose einer sozialen Phobie erst gestellt, wenn das Vermeidungsverhalten zu Rückzug, Leistungseinbruch und Isolation führen. Dies kann mit der Einschränkung der individuellen Entfaltungsmöglichkeiten und der Lebensqualität beginnen und bis hin zu gravierenden psychosozialen Folgestörungen führen, wozu nicht selten eine Alkoholkrankheit und anderer Substanzmissbrauch gehört (ausführliches Beispiel s. S. 84 ff.)

*Acrophobie (Höhenangst)*

Höhenangst ist den Spezifischen Phobien zuzuordnen, die mit 10 % Lebenszeitprävalenz zu den häufigsten Angststörungen in der Allgemeinbevölkerung zählen. Pathologischen Wert erlangt sie jedoch erst, wenn sie zu einer Einschränkung der Lebensqualität führt, beispielsweise berufsbedingt. Beim Höhenschwindel, genauer gesagt: beim Stehen vor einem Abgrund (nicht etwa im Flugzeug), übertragen die Augen andere Informationen als die Gleichgewichtsorgane:

- Die Gleichgewichtsorgane vermitteln den Eindruck, auf festem Untergrund und tragendem Boden zu stehen.
- Die Augen blicken – dem widersprechend – am Abhang in die Tiefe des unendlichen Abgrundes.

Da die Augen beim Menschen das führende Sinnesorgan sind, entsteht eine starke, zunächst unbewusste Orientierung nach Anhaltspunkten (Fixierungspunkten), die eben sehr tief liegen. Dies zieht einen regelrechten „Sog“ nach unten nach sich. Anschaulich dargestellt ist dies etwa in dem Hitchcock-Film „Vertigo“. Der Sog löst Angst mit dem in der Regel sinnvollen Handlungsimpuls aus, sich – ein wenig nach hinten – in Sicherheit zu bringen.

Wenn die Vermeidung etwa aus beruflichen Gründen (z.B. bei Dachdeckern) oder anderen subjektiv wichtigen Gründen (z.B. Mutprobe!) nicht möglich oder nicht gewollt ist, lässt sich der Umgang mit diesem „Datenkonflikt" trainieren. Dabei ist es sinnvoll, nach weiter entfernt gelegenen Orientierungspunkten zu blicken, bis die Gewöhnung eingetreten ist. Gefährlich ist es aber, sich „Mut anzutrinken".

Isolierte Phobien wie die *Acrophobie* oder auch *Klaustrophobie* können Grundlage von somatoformen Schwindelzuständen sein. Hier können die Patienten aber durch ein gezieltes Vermeidungsverhalten die Ängste besser kompensieren, und sie werden daher klinisch selten auffällig.

*Phobischer Attackenschwindel*

1986 führten Brandt und Dieterich mit dem „phobischen Attackenschwankschwindel" den psychogenen Schwindel in die *Neurologie* ein, den sie zwischen 1989 bis 2004 bei 4214 Patienten ihrer Spezialambulanz mit 16 % als zweithäufigste Ursache nach einen benignen paroxysmalen Lagerungsschwindel 18,8 % sahen. Diese Bezeichnung schlagen sie vor, wenn Patienten in bestimmten sozialen Situationen (Kaufhäuser, Konzerte, Besprechungen) oder angesichts typischer auslösender Sinnesreize (Brücken, leere Räume, Straßen) Schwindel ohne organische Schädigung erleiden.

Bei der Auslösung dieses Schwindels vermuteten sie eine ängstliche Eigenbeobachtung und eine Fehlabstimmung zwischen dem was gesehen und empfunden wird und den bis dahin gewohnten Handlungsweisen (Sicht- und Handlungsmuster). In der Folge würden aktive Kopf- und Körperbewegungen als passive Beschleunigungen oder Scheinbewegungen erlebt. Handlungs- und Wahrnehmungsmuster verschwimmen (Abbildung 6). Diesen Schwindel charakterisieren sie durch die Kombination eines Benommenheitsschwindels mit subjektiver Stand- und Gangunsicherheit, obwohl die Betroffenen stehen und gehen können. Hinzu komme in der Situation oft eine zunehmende Vernichtungsangst.

Die Betroffenen fühlen sich organisch krank. Sie klagen dabei typischerweise nicht in erster Linie über die „Angst", sondern über den „Schwindel". Nicht die – warum auch immer sich eingestellte – ängstliche Beobachtung hat für sie das Schwindelgeschehen ausgelöst. Sie glauben verständlicherweise, dass der Schwindel für die schreckliche Angst ursächlich sei. Psychopathologisch ist allerdings der Begriff „phobisch" *gerichteten Ängsten* vorbehalten, d. h. die Angst kann durch die konsequente Vermeidung der Situation völlig gebunden werden. So hat Eckhardt-Henn (1997) darauf hingewiesen, dass sich die Erkrankungen unter der von Brandt und Dieterich beschriebenen

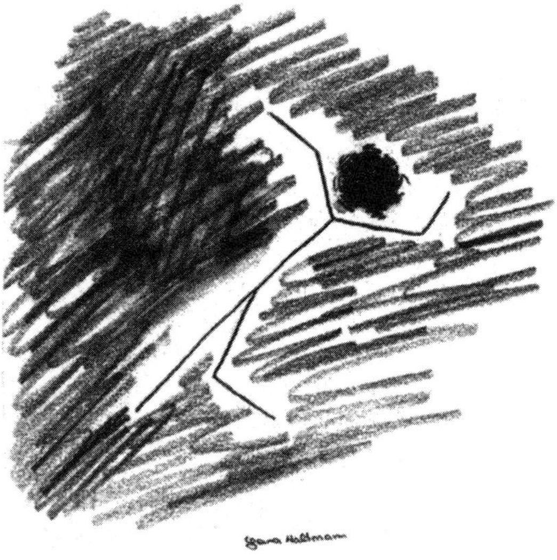

Abb. 6: Handlungs- und Wahrnehmungsmuster verschwimmen

Gruppe mit dem zentralen Element der Angst auf Angsterkrankungen und depressive Erkrankungen zurückführen lassen. Die Kritik von Staab (2012) benennt darüber hinaus das problematische Zusammenstellen von physischen, Verhaltens- und Persönlichkeitseigenschaften. Dies führe nicht – aus sich heraus – zu einer pathophysiologischen Erklärung und einer daraus ableitbaren klinischen Anwendung.

### 2.2.5 Schwindel im Rahmen von Depressionserkrankungen

Depressive Störungen rangieren bei Schwindelbeschwerden bei 6 % (Kroenke, 1992) bis zu 62 % (Eagger, 1992; Frommberger, 1994: Sullivan, 1993). Dabei können die Schwindelbeschwerden zum führenden Symptom werden, und sie stehen statt der oft nicht wahrgenommenen oder nicht eingestandenen Depression im Vordergrund. Lamparter (1995) hat dies nach Trennungen und Verlusten beschrieben. Kriterien für eine Depression sind etwa:

1. Depressive Verstimmung.
2. Verlust an Interesse oder Freude.
3. Müdigkeit und Energieverlust.
4. Psychomotorische Unruhe oder Verlangsamung.

5. Übermäßige, unangemessene Schuldgefühle oder Gefühle von Wertlosigkeit an fast allen Tagen.
6. Vermehrter Schlaf oder Schlaflosigkeit.
7. Subjektive oder beobachtbare verminderte Denk- und Entscheidungsfähigkeit.
8. Deutlicher Gewichtsverlust ohne Diät oder Gewichtszunahme.
9. Suizidale Gedanken und/oder Handlungen.

Weiter können Neigung zum Weinen, Reizbarkeit, Schwermut, zwanghaftes Grübeln, Angst, Phobien, übertriebene Besorgnis um körperliche Gesundheit, Schwierigkeiten im sozialen Umgang, sexuelle Probleme, Substanzmissbrauch, versuchter oder vollendeter Suizid dazu gehören.

Der Schwindel als Ausdruck einer depressiven Störung tritt meist als Dauerschwindel oder diffuser Schwindel auf. Ebenso wie bei den Angst- und phobischen Störungen werden alle weiteren Symptome als Folge des Schwindels interpretiert. Oft geben diese Schwindelpatienten wie der Schüler in Goethes „Faust" an: „Mir wird von alledem ganz dumm, als ginge mir ein Mühlrad im Kopf herum." Deutlich werden teilweise vereinzelt Tagesschwankungen: „Abends geht der Schwindel zurück" und die entsprechende vegetative Symptomatik, ebenso wie sozialer Rückzug, Zukunftsängste und nihilistische Gedanken bis hin zu Befürchtungen, „wenn der Schwindel nicht weggeht, kann ich nicht mehr leben!".

Für die Abgrenzung der einzelnen Depressionsformen untereinander von der Dysthymia bis zur Major Depression sind der Schweregrad, die Chronizität und die Dauer wesentlich. Die Abgrenzung zur Schizoaffektiven Störung stellt sich beim Auftreten von Wahnphänomenen oder Halluzinationen, die Abgrenzung zur Demenz v.a. über kognitive Symptome und Abnahme der Leistungsfähigkeit. Bei „atypische Depressionen" ist die Diagnostik erschwert, wobei die klinischen Konzepte der „larvierten oder somatisierten" Depression hilfreich sind.

Insbesondere bei *älteren Patienten* wird der psychogene Charakter der Schwindelerkrankungen bei zugrunde liegender Depression oft nicht diagnostiziert. Dies liegt sicher auch daran, dass zunächst eher eine vaskuläre Erkrankung oder ein dementieller Prozess angenommen wird, ehe eine sorgfältige psychosomatische Diagnostik erfolgt. Zu beachten ist aber, dass die heute alten Patienten in Kriegszeiten aufgewachsen sind, in denen sie oft auch persönliche „Abgründe“ erleben mussten. Die dabei erfahrenen, oft einschneidenden Gefühle von Opfer und Täter, Ausgeliefertsein und Hilflosigkeit wurden meist nicht oder nur schlecht verarbeitet. Diese oft übermächtigen Gefühle können in der organischen Erkrankung oder der Angst vor dem eigenen Abbau und der damit befürchteten Hilflosigkeit reaktiviert werden und zum Erleben von Schwinden und Schwindel führen. Wenn sich dabei die „Verwechslung“ mit Situationen aus der Vergangenheit oder ein reaktiv depressives Verhalten als relevanter Anteil erweist, kann durch eine psychotherapeutische Behandlung durchaus geholfen werden.

In diesem Fall bedürfen alte Menschen – so Heuft et al. (2000) – keiner grundsätzlich „anderen“ Psychotherapie als jüngere Menschen. Positiv anknüpfen kann man therapeutisch an der über Jahrzehnte hinweg gelungenen Abwehrleistung, die für eine hohe psychische Kompetenz spricht.

Von den meist jüngeren Therapeuten muss beachtet werden, dass das akute Schwinden etwa der Kräfte und Sicherheiten mit der Reaktivierung längst vergessen geglaubter und für jüngere glücklicherweise so nicht erlebter Gefühle einhergehen kann. So kann auch noch nach Jahrzehnten, in denen „trotzdem alles noch irgendwie gut gegangen ist“ eine Reaktivierung eines schweren Traumas auftreten (s. Kasuistik des Pfarrers, S. 56 ff.). Das sind in unserer Epoche nun – gut 60 Jahre nach dem 2. Weltkrieg – Erlebnisse des Krieges, der Vertreibung und des Holocaust. Hier rücken wieder unbeantwortete Fragen in den Vordergrund:

- nach dem Warum,
- nach der „Schuld“ auch des eigenen Überlebens, obwohl die anderen umgekommen sind,
- nach der Brüchigkeit des menschlichen Lebens.

In der Therapie geht es oft entscheidend darum, dass diese Erfahrungen erstmals (!) emotional (mit)geteilt und verstanden werden können. Ist die psychische Not so groß, dass die Möglichkeiten im Ertragen und Verarbeiten „schwinden“, so können Menschen mit Schwindel auch in die – meist depressiven – Verarbeitungsformen und die Bedürftigkeit früherer Entwicklungsstufen „zurückfallen“. Im Schwindelerlebnis führt dies dann möglicherweise zur Belebung, aber auch zur Funktionalisierung dieser frühen kindlichen Gefühlsregungen (Lamparter, 1995).

Als solch ein *regressives Phänomen* kann Schwindel ein Symbol dafür sein, dass dem Patienten tatsächlich der Grund unter den Füßen verloren geht. Dabei kann der hartnäckigen Suche nach Hilfe sogar eine stabilisierende Funktion zukommen. Wenn der Betroffene sich so intensiv auf die Schwindelsensationen und die Suche nach Hilfe konzentriert, gelingt es ihm möglicherweise, ein Abgleiten in eine Psychose zu verhindern.

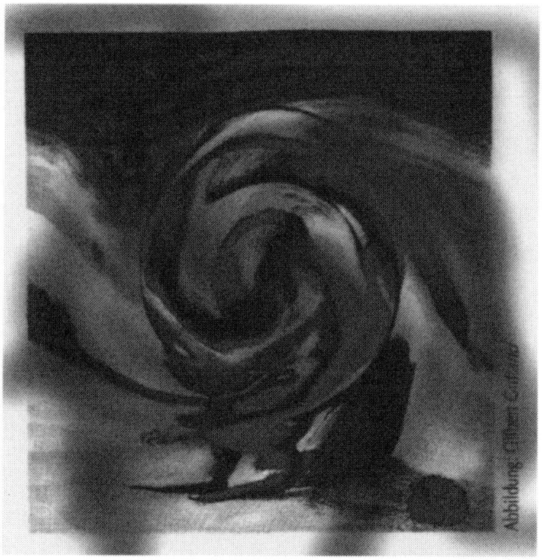

Abb. 7: Wirbel kreisen im Kopf

Im Erscheinungsbild der *nervösen Erschöpfung* zeigen sich deutliche kulturelle Unterschiede. Zwei Hauptformen überschneiden sich beträchtlich. Bei einer Form ist das Hauptcharakteristikum die Klage über vermehrte Müdigkeit nach geistigen Anstrengungen, häufig verbunden mit Abnehmen der Arbeitsleistung oder Effektivität bei der Bewältigung täglicher Aufgaben. Die geistige Ermüdbarkeit wird typischerweise als unangenehmes Eindringen ablenkender Assoziationen oder Erinnerungen beschrieben, als Konzentrationsschwäche und allgemein ineffektives Denken. Bei der anderen Form liegt das Schwergewicht auf Gefühlen körperlicher Schwäche und Erschöpfung nach nur geringer Anstrengung, begleitet von muskulären und anderen Schmerzen und in der Unfähigkeit, sich zu entspannen. Bei beiden Formen finden sich viele andere unangenehme körperliche Empfindungen wie

Schwindelgefühl, Spannungskopfschmerz und allgemeiner Unsicherheit. Sorge über Abnehmen des geistigen und körperlichen Wohlbefindens, Reizbarkeit, Freudlosigkeit.

Der Schlaf ist oft in den ersten und mittleren Phasen gestört, es kann aber auch Hypersomnie im Vordergrund stehen. Lamparter (1999) sieht den Schwindel bei Neurasthenie im Sinne eines Affektäquivalents. Es komme dabei im Rahmen einer als regressiv gewerteten Entwicklung zu einem sich nur noch in der körperlichen Sphäre niederschlagenden Eigenleben der Affekte. Vom Patienten selbst wird dies nur noch in ihrem körperlichen Korrelat, aber nicht mehr auf der psychologischen Ebene wahrgenommen.

### 2.2.6 Schwindel im Rahmen von Somatisierungsstörungen und undifferenzierten Somatisierungsstörungen

Rund 20 % der Patienten, die wegen körperlicher Beschwerden den Arzt aufsuchen, leiden an somatoformen Störungen – und viele davon unter Schwindel. Yardley beschrieb 2000 die Anwesenheit somatoformerer Störungen bei Schwindel, wenn auch ohne nähere Angaben. Eckhardt-Henn (2003) sah bei ihrer prospektiven Studie bei 53 von 102 Schwindelpatienten somatoforme Störungen, fast so viel wie die insgesamt – in ihrer Studie führenden – Angsterkrankungen.

Diese Patienten schildern meist diffusen Schwindel oder Schwankschwindel in Form eines Dauerschwindels. Sie sind typischerweise auf eine organische Ursache des Schwindels fixiert und drängen – wie bei anderen somatoformen Störungen oder Somatisierungsstörungen – auf ständig neue diagnostische Maßnahmen.

Quasi definitionsgemäß haben die Patienten selbst bei dieser Störung zunächst keinen Zugang zu ihren innerpsychischen Konflikten und verursachen die körperlichen Symptome nicht willentlich. Sie haben aber meist eine lange Krankengeschichte mit klinisch bedeutsamen Beeinträchtigungen in sozialen, beruflichen oder anderen wichtigen Bereichen und häufige Arztwechsel aufzuweisen. Sie sind besonders gefährdet für eine zusätzliche iatrogene Fixierung, weil sie jede medizinische Maßnahme „dankbar“ annehmen. Fließende Übergänge bestehen zu den anderen psychischen Störungen, eine hohe Komorbidität mit Angst- und depressiven Störungen ist vorhanden.

Anderseits haben es viele Patienten mit Schwindel in den gängigen Gesundheitsstrukturen schwer, adäquate Hilfe zu bekommen. Dies liegt sicher auch daran, dass das Symptom in seiner ganzen Komplexität ernsthaft von niemand alleine beherrscht werden kann. Es hat aber wohl auch Ursachen im Beschwerdebild selbst und an den Auswirkungen des Symptoms auf die Behandler. Dies gilt insbesondere dann, wenn psychogene Anteile das Krankheitsbild mitbestimmen. Dann ist die Tendenz der meist ausschließlich aufgesuchten somatischen Fachärzte groß, im eigenen Fachgebiet „Nichts zu finden", und an die „angrenzenden", übergreifenden oder an die „besser spezialisierten" Kollegen der Neurologie, der Hals-Nasen-Ohren-Heilkunde, der Orthopädie und der Inneren Medizin, aber auch der Psychiatrie zu verweisen. Eine wirklich notwendige psychosomatische/psychotherapeutische Therapie wird oft gar nicht oder nur sehr verzögert eingeleitet.

So durchlaufen Schwindelpatienten der etwas komplexeren Art eine Odyssee an Arztbesuchen. In deren Verlauf kommt es nicht selten zu einer zusätzlichen iatrogenen Fixierung, weil entweder Verlegenheits- oder gar falsche Diagnosen, wie z.B. „Verdacht auf Morbus Menière" oder „vertebragener Schwindel", gestellt werden. Viele Schwindelpatienten werden dann über monate-, ja jahrelang falsch behandelt (Injektionen von Lokalanästhetika, Infusionsbehandlungen mit durchblutungsfördernden Mitteln etc.). Dies führt zu einer weiteren Fixierung auf eine organische Ursache und zu sekundären Konditionierungsmechanismen, die die Chronifizierung zusätzlich begünstigen.

Spätestens dann hat sich das Symptom meist von seinen Ursachen mehr oder weniger frei machen können und sich verselbstständigt: Aus dem Schwindel beim Patienten ist ein Schwindelpatient geworden. Ehe aber ein Patient mit einem psychogenen Schwindel zum Psychotherapeuten kommt, hat er meist einen langen, die Chronifizierung eher begünstigenden Weg durch meist frustrierende Diagnostik und Therapieversuche hinter sich gebracht. So haben somatoforme Störungen in psychosomatischen Kliniken einen großen Anteil.

In der Anamnese kann für den geschulten Untersucher dann deutlich werden, dass sie auf emotionale Belastungen mit einer Zunahme körperlicher Beschwerden (Somatisierungstendenz) reagieren, was den Patienten aber selbst lange Zeit nicht bewusst ist. Langs (2004) weist darauf hin, dass sich bei genauer Anamneseerhebung in der Vorgeschichte auch andere Symptome finden, mit welchen die Patienten in ähnlicher Weise umgegangen sind.

Nach Ermann (2004) handelt es sich bei der Somatisierung als spezieller Art der neurotischen Symptombildung um einen komplexen Ablauf körperlich-funktioneller und kognitiver Vorgänge. Zum einen würden durch psychosoziale Belastungen frühere vegetativ-affektive Reaktionsmuster aktiviert, und es komme zur partiellen Ich-Regression und Re-Somatisierung von Affekten. Dieser Vorgang betrifft vornehmlich die vegetativ gesteuerten Funktionen und Schmerzwahrnehmungen. Dadurch entstehen vegetative und Organfunktionsstörungen als körperliche Korrelate von Affekten. Zum anderen werde die Selbstwahrnehmung auf diese Affektkorrelate fokussiert und von der seelisch-konflikthaften Dimension des Erlebens abgelenkt – beschreibbar als Körperorientierung der Wahrnehmung. Die Somatisierung könne auf allen neurotischen Strukturniveaus angesiedelt sein und auch als Traumafolge auftreten. Am häufigsten ist das mittlere Strukturniveau mit narzisstischen und depressiven Persönlichkeiten davon betroffen.

Bei diesen Krankheitsbildern, bei denen körperlich erlebte Beschwerden im Vordergrund stehen, lässt sich trotz suffizienter Untersuchung keine ausreichende organische Erklärung finden. Dabei ist durchaus möglich, dass – wie in einer ausgewiesenen Untergruppe bei Eckhardt-Henn (2003) – ein objektivierbarer organischer Kern für die berichteten Symptome vorhanden sein kann, dieser aber die subjektiven Beschwerden alleine nicht erklärt.

Verbunden mit diesen Beschwerden ist bei den Patienten die stark ausgeprägte Überzeugung oder Befürchtung, dass die Beschwerden ursächlich auf eine organische Krankheit zurück gehen. Dies führt auch dazu, dass psychische Beschwerden (z. B. Depressionen oder Konzentrations- und Aufmerksamkeitsstörungen) als Körperbeschwerde erscheinen, da sie vom Betroffenen als psychische Folge der Körperbeschwerden oder selbst als körperlich verursacht angesehen werden.

Im Zentrum von Schwindel im Rahmen von *Hypochondrie* steht die Angst vor einer schweren Erkrankung. Schwindel und Schwindelempfindungen werden von den Patienten oft als Hinweis auf einen Hirntumor gewertet. Bei Schwindelsymptomen führt die hier typische weitere ängstliche und katastrophisierende Selbstbeobachtung zu einem – schon oben beschriebenen – Aufschaukelungsprozess, der wiederum jene Symptome induziert, die gefürchtet werden – was als Bestätigung der Befürchtungen gewertet wird. Um die Angst zu reduzieren, suchen sie häufig Ärzte auf, fordern Untersuchungen ein und führen auch Selbstuntersuchungen durch, die in der Regel die Angst erhöhen.

Patienten mit somatoformen Störungen sind aus der Natur dieser Erkrankung insgesamt wenig introspektionsfähig bei den psychischen Ursachen ihrer Beschwerden. Patienten mit einem komplexen somatoformen Schwindelgeschehen zeigen auch nach mehreren Jahren im Krankheitsverlauf in etwa 70 % noch Schwindelsymptome und eine stärkere Beeinträchtigung in ihrer Berufs- und Alltagsaktivität als Patienten mit organischen Schwindelerkrankungen (Brandt, 2012; Dieterich & Eckhardt-Henn, 2004).

So haben auch die Therapeuten der Mainzer Spezialambulanz um Eckhardt-Henn wiederholt erlebt, dass sich Patienten, die sehr auf eine somatische Ursache fixiert waren, trotz ausführlicher Aufklärung und entsprechender Berichte an die weiterbehandelnden Kollegen weiteren erneuten diagnostischen und therapeutischen Maßnahmen unterzogen und sich nicht in eine entsprechende Psychotherapie begeben haben. Dies trifft besonders dann zu, wenn durch das Symptom auch eine psychische Entlastung möglich und der sekundäre Krankheitsgewinn groß ist. Wenn dann Ärzte hinzukommen, die wenig von psychosomatischen Störungen wissen und außerdem die („somatoforme“) Einschätzung ihrer Patienten teilen, kann das fatale Folgen haben und zu einer hartnäckigen Chronifizierung der Symptomatik führen. Frühinvalidisierung ist nicht selten die Konsequenz.

### 2.2.7 Schwindel im Rahmen von dissoziativen Störungen

Der Schwindel kann auch Ausdruck einer dissoziativen Störung (ehemals Konversionsstörung) sein. Dabei handelt es sich um ein „pseudoneurologisches“ psychogenes Störungsbild, das vor allem mit Anfällen, Störung der Motorik, der Sensibilität und der Wahrnehmung einhergeht. Im Rahmen eines Konversionsgeschehens in die Körpersprache können Schwindelphänomene als Erinnerungssymbole für verdrängte oder abgespaltene, traumatische oder traumatisch erlebte, d. h. bislang nicht ausreichend verarbeitete Erlebnisse auftreten (Hoffmann & Hochapfel, 2004; Ermann, 2004). Der Schwindel hat in diesen Fällen die psychodynamische Bedeutung eines Konversionssymptoms (Lamparter, 1995, 2002) Er kann als Symptom den zugrunde liegenden Konflikt symbolisch zum Ausdruck bringen.

Symbolische Deutungen des Schwindels, die auch in den schon beschriebenen psychogenen Schwindelformen enthalten sein können, fasste

Modestin (1983) zusammen. Er fand Schwindel als Zeichen
- des Aus-den-Fugen-geraten-Seins,
- der Untragbarkeit einer Situation,
- der Sehnsucht nach Stütze und Halt,
- des Übergangsphänomens von einem Zustand in den anderen, bei dem ein Gleichgewicht verloren wurde und ein neues wiederhergestellt werden muss.

Jaspers (1973) sah den Schwindel auch als eine Metapher für ein Erleben, das für die Betroffenen offensichtlich durch nichts anderes zu beschreiben ist. Es können sich Abgründe existentieller Verunsicherung auftun: „Den Patienten schwindelt, wenn das ganze Dasein seinen Boden verliert." Hölderin schwindelte vor der grenzenlosen Stille, die ihn intermittierend erfasste.

Dissoziative Störungen zeichnen sich durch eine charakteristische Bewusstseinsstörung aus. Sie umfassen:
- Dissoziative Amnesie,
- Dissoziative Fugue,
- Dissoziative Identitätsstörung,
- Depersonalisationsstörung,
- Nicht näher bezeichnete dissoziative Störungen.

Bei sorgfältiger klinischer Diagnostik lässt sich oft ein – auch zeitlicher – Zusammenhang zwischen einem vorangegangenen Konflikt- oder einer Belastungssituation und dem Beginn des Schwindels herausarbeiten. Dem Betroffenen ist dies – wegen der Dissoziation – nicht bewusst, und er wehrt diese Zusammenhänge auch ab. So kann die Diagnose erschwert sein, wenn dann auch noch der ursprünglich auslösende Konflikt verdeckt ist.

Dabei gibt es keinen „spezifischen Konflikt des Schwindelpatienten". Dennoch zeigen sich oft Autonomie-Abhängigkeits-Konflikte wie z.B. Ablösungsschritte beim Auszug aus dem Elternhaus, Umzug oder berufliche Veränderungen. Auch können sich existentielle Krisen wie der Verlust des Arbeitsplatzes, Trennungs- und Verlustsituationen im Symptom Schwindel symbolisch ausdrücken. Dies zieht den Patienten „den Boden unter den Füßen weg" und lässt sie aus dem bis dahin als tragend erlebten Gleichgewicht geraten.

Der Schwindel kann notwendige Schritte in die Eigenständigkeit verhindern, was zunächst einmal das Problem und die damit verbundenen Anforderungen hinausschiebt. Das könnte erklären, warum diese Patienten – im Gegensatz zu Patienten mit Angststörungen, phobischen oder depressiven Störungen – zunächst keinen so ausgeprägten Leidensdruck und eine geringere Einschränkung ihrer Berufs- und Alltagsaktivitäten zeigen.

Langfristig erwachsen aber Defizite aus der Erkrankung, dem abnehmenden Spielraum an Möglichkeiten und Fähigkeiten. Schließlich verselbstständigt sich das Symptom, statt dass der Mensch selbstständig wird. Dennoch kann es – wie typischerweise bei Konversionssymptomen – einen episodischen Verlauf geben, bei dem die Symptome spontan – auch ohne Therapie bzw. mit einer kurzen fokussierten Therapie – schnell wieder abklingen und einen chronifizierenden Verlauf zeigen, der gelegentlich ein ähnliches Bild wie bei einer Somatisierungsstörung bietet .

*Kasuistik eines Konversionsgeschehens*

In der Klinik stellte sich eine 27-jährige Patientin mit „einem zunehmendem Schwindelleiden" vor. Sie sei eines Morgens mit heftigem Schwindel aufgewacht. Sie habe zwar aus dem Bett noch aufstehen können, dann habe es ihr jedoch die Füße weggezogen. Es sei ein „heilloses Durcheinander" in ihrem Kopf gewesen. Inzwischen sei ihr „ganzer Kopf voll Schwindel". Der Hausarzt habe „Infusionen" veranlasst. Dennoch habe die erste „Attacke" wochenlang mit täglichem Erbrechen angedauert, aber weiterhin ohne Veränderung des Hörvermögens. Nach einer Woche sei sie in eine neurologische Klinik verlegt und „unter Medikamente" gesetzt worden. Der Schwindel sei jedoch nie weggegangen, die Übelkeit sei beständig gewesen, nur das Erbrechen habe nachgelassen. Schließlich wurde nach Ausschluss anderer organischer Erkrankungen – trotz eines dazu nicht passenden guten Hörvermögens – unter dem Verdacht eines „Morbus Menière beidseitig" zweimal durch einen „eigentlich" erfahrenen HNO-Ordinarius versucht, dem Problem chirurgisch durch eine Saccotomie beidseitig „Herr" zu werden. Da auch dies keinen Erfolg zeigte, kam die Patientin in unsere Klinik und induzierte zahlreiche therapeutische Verwicklungen und Komplikationen.

In ebenso mühsamer wie geduldiger psychotherapeutischer Arbeit zeigte sich ein Geschehen, das im und mit dem Schwindel seinen Ausdruck fand. So war der Schwindel auf eine noch sehr zierliche, mädchenhaft unschuldig wirkende Frau getroffen, die – ein halbes Jahr nach dem Tod ihres in der Darstellung sehr idealisierten Vaters – in ihrem 16. Lebensjahr einen 19 Jahre älteren Partner geheiratet hatte. „Auch dieser verließ sie" – und das auch noch „wegen einer anderen". Danach fand sie ihren jetzigen Ehemann, der sie vergötterte – und „weitestgehend in Ruhe" ließ.

Was ihre Ruhe durcheinanderwirbelte, war – wie sich in einer langen stationären Psychotherapie herausstellte – der doch vorgetragene und auch noch anhaltende Wunsch des Mannes nach einem Kind. Statt ihrem Mann – ablehnend, aber bewusst – frei nach Nietzsche „die Frage wie ein Senkbeil in die Seele zu werfen": „*Du wünscht dir Kind und Ehe von mir, aber ich frage dich: Bist du der Mensch, der ein Kind sich von mir wünschen darf? Bist du der Siegreiche, der Gebieter deiner Tugenden? Oder reden aus dir Tier und Notdurft ... !?*" verschwand die Patientin im Schwindel.

Die Verweigerung dieses Anliegens, das notwendigerweise mit gelebter Sexualität einhergehen hätte müssen, ohne ihren Partner möglicherweise zu verlieren, war der ohnmächtige Grund des Schwindels. Dies ließ – bis dahin – den Mann noch vorsichtiger und noch dienlicher werden – allerdings zu einem hohen Preis für alle Beteiligten. Nach stationärer Psychotherapie und

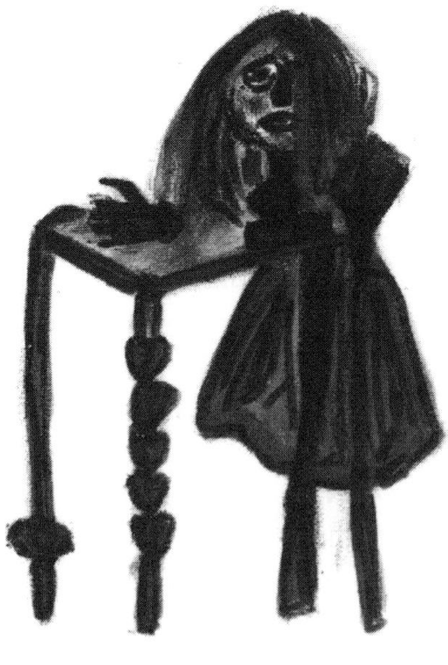

Abb. 8: „Solange du deine Beine noch in meinem Tisch ..."

ambulanter Weiterversorgung zogen noch manche weitere Operationen eine nun anhaltende Berentung nach sich.

Wenn Patienten „ihren Schwindel“ als ein „komisches Gefühl im Kopf, ein Schwebegefühl, eine Benommenheit, ein Gefühl, in Watte gepackt zu sein“ beschreiben oder glauben „neben sich zu stehen“, charakterisieren sie meist ein „Unwirklichkeits- oder Fremdheitsgefühl“, in dem (selbst) der Schwindel diffus bleibt oder einer Benommenheit ähnelt. Sie können sich wie losgelöst von ihrem Körper fühlen, der ihnen fremd und leblos vorkommt. Oft können die Patienten diese Symptome, die sie als höchst beunruhigend und peinlich empfinden (Angst verrückt zu sein), nur schwer in Worte fassen. Dies entspricht dann eher einer Depersonalisations- oder Derealisationsstörung. Isolierte Depersonalisationssyndrome sind selten; meist treten sie im Rahmen von Angst und depressiven Störungen oder einer dissoziativen Störung des Bewusstseins auf und müssen in diesem Sinne mit behandelt werden.

Als Einzelfall wurde ein Schwindelerleben von Zander (1968) „als die Wahrnehmung aneinanderstoßender psychischer Grenzflächen“ im Rahmen einer Krise mit Entfremdungsgefühlen und Depersonalisationsphänomenen eines schizoid strukturierten Patienten während einer psychotherapeutischen Behandlung beschrieben.

### 2.2.8 Schwindel bei psychiatrischen Erkrankungen

Empirisch sind über die Existenz von psychiatrischen Erkrankungen von Patienten mit Schwindel als Hauptsymptom nur wenige Details verfügbar (Eckhardt-Henn, 2003), obwohl sie in kaum einer der zahlreichen Übersichten zu dem Thema fehlen. Ausgewiesen und aufgelistet finden sich folgende Details und Symptome (nach Rudolph, 1998):

- Erkrankungen aus dem schizophrenen Formenkreis,
- Störungen, die mit Persönlichkeitsveränderungen einhergehen oder dazu geführt haben,
- Affektive Störungen, entweder mit depressiven oder manischen Entwicklungen,
- Essstörungen und Missbrauch von Substanzen, selbst ohne Abhängigkeit,

- Schwindel bei Demenz, z. B. bei Alzheimer Erkrankung, oder anderen Erkrankungen mit Einschränkung des Denkens und der Gedächtnisleistungen (Vaskuläre Demenz, Demenz bei anderen Erkrankungen),
- Schwindel bei schädigenden Substanzen, am häufigsten Alkohol (Delir).

Auch Psychopharmaka, vor allem Neuroleptika und Antidepressiva, können – meist initial – Schwindel, meist als Kreislaufschwindel, als Nebenwirkung haben. Hier muss insbesondere Ursache und Wirkung auseinandergehalten werden.

## 2.3 Der reaktive psychogene (sekundäre somatoforme) Schwindel

In etwa 1/3 der Fälle ist eine organische Schwindelerkrankung, wie Vestibulopathien, Kopfverletzungen und andere, mit Instabilität einhergehenden Erkrankungen, in der Vorgeschichte nachweisbar (Dieterich & Eckhardt-Henn, 2004). Bei diesen – reaktiv – psychogenen Schwindelformen findet sich zwar ein organisch „fassbarer" Befund, der aber das Ausmaß und die Ausprägung der empfundenen Schwindelzustände zumindest nicht allein erklärt. Tritt der Schwindel monosymptomatisch auf, wird charakteristischerweise ein Schwankschwindel oder ein diffuser Schwindel beschrieben.

In der Regel sind es aber die beim organisch bedingten Schwindel erlebten vegetativen Begleitreaktionen wie Schweißausbrüche, Mundtrockenheit, Herzrasen, Engegefühl, Atemnot und Leeregefühl im Kopf und oft heftige Angstgefühle, die als Modell der nachfolgenden Symptombildung dienen (Eckhardt-Henn, 1997; Dieterich & Eckhardt-Henn 2004; Abbildung 9). Die Veränderung des Charakters etwa vom Drehschwindel zum Schwankschwindel oder zum diffusen Benommenheitsschwindel wird oft erst mit starker Verzögerung erkannt, weil lange Zeit von „Restzuständen" nach einer organischen Läsion ausgegangen wird.

Die Patienten schildern dies z. B. wie folgt: Man sei taumelig, nicht standfest, wackelig, aneckend, wirr im Kopf, man hätte ein dröhnendes Gefühl und oft sehr viel Angst – oft über ganze Tage. Prinzipiell können aber alle Schwindelqualitäten, d. h. auch ein Drehschwindel mit subjektiver Fallneigung, psychisch bedingt sein (Eckhard Henn, 1997). Die psychogenen Schwindelempfindungen sind dabei für die Betroffenen sehr real und keineswegs eingebildet (Lamparter, 1995).

Wesentlich für sich chronisch entwickelnde Schwindelzustände sind in der Regel „klassisch konditionierte" Ängste, die oft operant verstärkt werden (Hasenbring, 1995). So kann es nach der Auslösung des Schwindels, sei es bei einer organischen oder einer psychogenen Ätiologie, zu einer Angstreaktion und ggf. weiterer ängstlicher Beobachtung mit gegenseitiger Aufschaukelung im Sinne eines Circulus vitiosus kommen. Die Betroffenen verlassen die Situation oder versuchen die Situation zu verlassen, was bei somatischen Erkrankungen oft nur mit meist symptomatischer und nicht selten suchtgefährdender Medikation gelingen kann. Viele erleben zumindest akut Hilflosigkeit – mit oder ohne sekundären Krankheitsgewinn durch Angehörige, professionelle Helfer oder gar durch Arbeitsplatzerleichterungen bis hin zur Berentung.

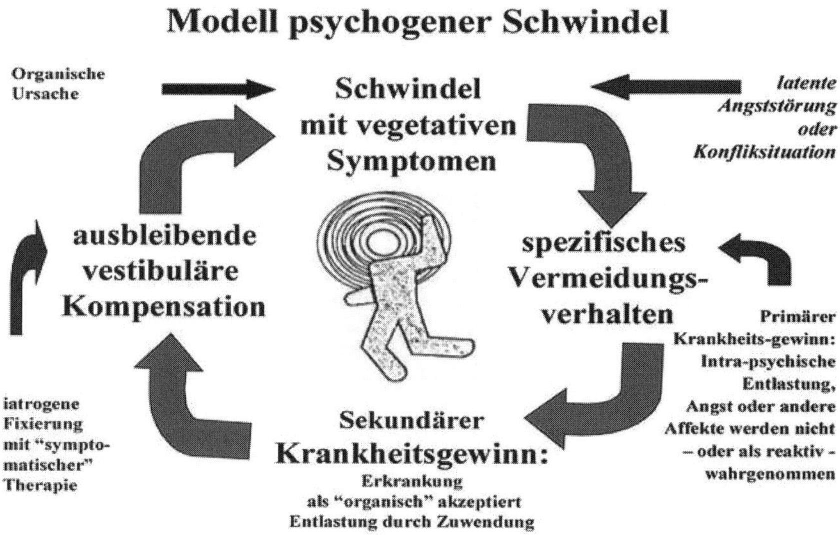


Abb. 9: Modellvorstellungen beim psychogenen Schwindel

Gleichzeitig kann durch klassische und operante Konditionierung aus dieser ersten angstbesetzten Situation eine phobische Reaktion entstehen. Beim erneuten Eintreten der Situation wird es dann schon bei der Annäherung zu

Angstgefühlen mit „Schwindel" kommen, was von den Patienten als Bestätigung für die Gefährlichkeit eingestuft wird (Langs, 2004).Bei Vermeidung bleibt das Gefühl der Unsicherheit bestehen, und die Angst wird konserviert, da keine Adaptation stattfinden konnte.

Meist werden die Situationen, in denen es zur Konditionierung kommt, nicht bewusst wahrgenommen. So bleibt den Erkrankten der Schwindel unbegreiflich. Hingegen wird erlebt, dass Reize, die normalerweise weder angst- noch Übelkeit auslösend besetzt sind, scheinbar unberechenbar zum Teil heftigste Angst oder physiologische Reaktionen wie Schwindel oder Übelkeit hervorrufen können.

Wie Yardley und Mitarbeiter (2001) zeigen konnten, haben dysfunktionale Kognitionen über die Konsequenzen des Schwindels einen negativen Einfluss auf den Krankheitsverlauf. Dazu gehören Ängste, falsche (Eigen) Annahmen über den Krankheitsverlauf und möglicherweise auch falsche oder falsch verstandene (therapeutische) Instruktionen, wenn sie – unabhängig von den organischen Ursachen – dazu führen, dass die notwendigen Aktivitäten vermieden werden oder das Umfeld, das die Symptome subjektiv verstärken könnte, nicht mehr aufgesucht wird.

Verstärkt wird dies durch körperliches Schonverhalten, wodurch zentrale Adaptationsmechanismen, die durch entsprechendes Training in Gang gesetzt würden, ausgelassen werden. Dabei können die Betroffenen durch die Vermeidung Fähigkeiten verlieren, mit der Situation umzugehen, so dass eine neuropsychologische Adaptation unterbleibt. Es entsteht ein Circulus vitiosus aus dysfunktionalen Kognitionen, Ängsten und Schonverhalten, der unter Umständen zu einer Konservierung der Symptomatik führt.

Werden Schwindelpatienten dann noch mit dem Gefühl des Beschwindelns zurückgelassen, schwinden oft dramatisch die noch verbliebenen Sicherheiten und Verlässlichkeiten in den Beziehungen. Es kann sich ein Zustand des Kontrollverlustes und der Hilflosigkeit mit Erwartungsängsten und nachfolgender Vermeidung einstellen, die in der Regel das Problem vergrößern und zu sozialer Isolation und/oder Abhängigkeit führen.

Best, Eckhardt-Henn, Tschan und Dieterich (2009) konnten in einer prospektiven Längsschnittstudie über ein Jahr bei 68 Patienten zeigen, dass eine vorbestehende psychische Erkrankung wesentlich zur Entwicklung eines reaktiv psychogenen Schwindels beiträgt. Dies gilt vor allem bei Erkrankungen mit – unvorhersehbarem – Wiederholungcharakter wie der Migräne und dem

M. Menière. Hingegen hatte das Ausmaß des organischen Ausmaßes der Vestibulären Störung keinen Einfluss auf die Entwicklung von psychischen Erkrankungen.

So ist bei der Entwicklung eines reaktiv psychogenen Schwindels die vorbestehende psychische Grunderkrankung mindesten ebenso wichtig wie der neurootologische Befund, was für eine entscheidende Veränderung der Schwerpunktsetzung bei der Diagnostik spricht. Konsequenterweise fordert die Untersucher- und Behandlungsgruppe um Eckhardt-Henn und Dieterich M (2008) bei anhaltenden Schwindelbeschwerden auch eine psychologische Diagnose und eine entsprechende psychologische Testdiagnostik.

*Beispiel: reaktiver Schwindel bei Morbus Menière*
Beim Morbus Menière, der Erkrankung, die direkt das Gleichgewichtsorgan betrifft, können rezidivierend organische und psychisch bedingte Schwindelzustände auftreten und – für Patienten kaum noch differenzierbar – ineinander übergehen. Vor allem Gefühle von Unsicherheit, Angst und Panik sowie die vegetativen Begleitsymptome werden dabei während des Menière-Anfalls oft „klassisch konditioniert". So verursacht im akuten Menière-Anfall das innenohrbedingte Endolymphgeschehen (Abbildung 10) Schwindel (in der Regel als Drehschwindelanfall), einen in der Regel tieffrequenten Tinnitus und einen Hörverlust meist einseitig im Tieftonbereich.

Heftigkeit und Bedrohlichkeit der Symptome, denen sich der Patient vor allem vor Diagnosestellung völlig hilflos ausgeliefert sehen muss, führen zeitnah zu

- Unsicherheit,
- Angst bis Panik und
- damit verbundenen vielfältigen vegetativen Symptomen.

Da der Menière-Anfall immer in einer konkreten, wie auch immer gearteten Situation auftritt, kann es dazu kommen, dass die ursprünglichen Begleitumstände und Reize, die bis dahin keinen direkten kausalen Bezug zum Menière-Geschehen hatten, nun selbst zum Auslöser von Angstreaktion und Schwindelerleben werden. Zu Auslösebedingungen solcher sekundärer psychogener Schwindelkomponenten werden beim M. Menière typischerweise:

- ein in der Lautheit zunehmender Tinnitus, der auch dem organisch bedingten Anfall vorausgehen kann,

- plötzlich empfundene Hörverluste,
- prinzipiell jede mit den Schwindelanfällen verbundene Situation oder ein einzelner „Reiz“.

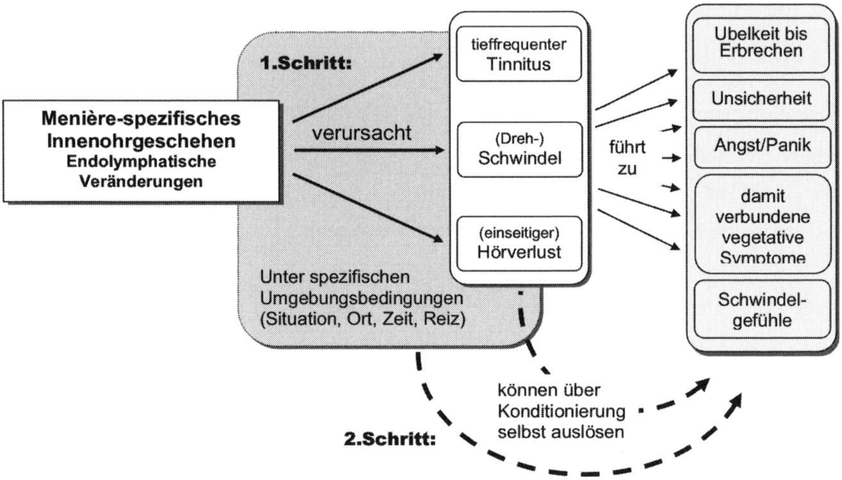


Abb. 10: Verbindung vestibulärer und psychischer Aspekte des Schwindels durch Konditionierung

Durch den meist sehr intensiv und aversiv erlebten Menière-Anfall mit Beteiligung von starken Angstgefühlen reicht teilweise eine einmalige Koppelung aus, um aus oben genannten Begleitumständen selbst Auslöser eines jetzt gelernten, psychogenen Schwindels zu erleben. Dies wird zunehmend unabhängig vom tatsächlichen, sich leider oft wiederholenden, Menière-Geschehen und ist für die Betroffenen in aller Regel nicht bewusst wahrnehmbar oder zu steuern.

Nun ist der Schwindel bei M. Menière durch unvorhersehbare Wiederholungen gekennzeichnet, bei denen sich zunächst noch auflösbare Koppelungen zwischen Begleitumständen und Schwindelerleben durch erneutes Auftreten verfestigen können. So ist beim M. Menière ein Hauptfaktor die anhaltende Angst durch die Unvorhersehbarkeit des Anfallgeschehens, wie Kirby und Yardley (2009), gestützt auf psychologische Fragebögen, bei Menière-Patienten bestätigen konnten. Zudem können die Auslöser dabei im Laufe einer sog. „Reizgeneralisierung“ immer unspezifischer werden. Das bedeutet, dass schon ähnliche Situationen bzw. die darin auftretenden Reize zu Schwindel führen können.

Ähnlich wie bei phobischen und Angst-Störungen kann es nun aus Angst vor Wiederholung der unangenehmen Erfahrung zu einer (auch gezielten) Vermeidung solcher Auslösesituationen kommen. Dies führt zwar unmittelbar zur Entlastung, aber langfristig zu immer größerer Einengung, im Extremfall bis zur sozialen Isolierung – womit weitere psychische Folgeprobleme verbunden sind. Diese komplexe – und im Einzelfall oft schwer klinisch wie ätiologisch einzuordnende – Symptomatik wird häufig auch noch durch einen weiteren Aspekt verkompliziert: Angst und Panik mit den vielgestaltigen Aspekten der daran geknüpften physiologischen Reaktion können Patienten wiederum selbst wie Schwinden oder Schwindel empfinden, was im ungünstigsten Fall einen dauerhaften, sich aufschaukelnden Prozess aus Schwindel-Angst und Angst-Schwindel einleiten kann.

Diese Mechanismen findenmeist unbewusst und in weiten Teilen unabhängig vom körperlichen Krankheitsverlauf statt. So kann sich der psychogene Schwindel selbst dann verfestigen, wenn das Gleichgewichtsorgan durch die Erkrankung selbst oder durch therapeutische Ausschaltung seine Funktion längst verloren hat. Speziell in Krisenzeiten können Konflikte auf der Krankheitsebene „gelernte" Reaktionsweisen und -muster reaktivieren.

Wir untersuchten innerhalb von vier Jahren 96 Menière-Patienten, die sich stationär in unsere Behandlung begaben. Bei 57 Patienten (59 Prozent) fanden sich reaktiv psychogene Schwindelanteile. Diese Patienten litten mehr, länger und schwerwiegender unter dem psychogenen Schwindel als unter den – relativ seltenen – innenohrbedingten Drehschwindelattacken. Führende Komorbiditäten waren dabei Angststörungen und depressive Störungen. Aus der praktischen Erfahrung heraus kann die Angst vor dem nicht Vorhersehbaren gemindert werden durch

- ein möglichst gutes Verständnis der Vorgänge um die Krankheit,
- die Unterscheidung zwischen psychogenem und innenohrbedingten Schwindel,
- die bestmögliche Vorbereitung auf das leider jederzeit Mögliche
  - mit einer verfügbaren und zuverlässigen schwindeldämpfenden Medikation, mit der der mögliche Anfall gedämpft werden kann
  - einem Handy, mit dem um Hilfe gebeten werden kann,
  - einer Tüte, wenn es zum Erbrechen kommt,
  - und einem Ausweis, der Passanten signalisiert, dass es sich um einen medizinischen Notfall und keine Alkoholkrankheit handelt.

*Posttraumatischer Schwindel*
Bei der posttraumatischen Belastungsstörung entwickeln sich charakteristische Symptome nach dem Erleben oder auch durch das Beobachten eines extrem traumatischen Ereignisses, das mit Androhung des Todes, schweren Verletzungen oder Bedrohung der körperlichen Unversehrtheit einhergeht (z.B. Krieg, Folterung, Konzentrationslager, Vergewaltigung, sexueller Missbrauch im Kindesalter, Raubüberfall, Entführung, Geiselnahme, schwere Unfälle). Je intensiver und direkter der Belastungsfaktor erlebt wurde, desto wahrscheinlicher scheint die Ausbildung der Störung.

Man unterteilt die traumatischen Erfahrungen in zwei Typen:

- Typ I: Einmalige, eher kurzfristige Ereignisse (z.B. Unfall, Vergewaltigung, Naturkatastrophe),
- Typ II: Wiederholte, länger andauernde Stressoren (z.B. körperliche und sexuelle Misshandlungen, Krieg, Gefangenschaft).

Oft versucht das Opfer, sich den Umständen anzupassen, um zu überleben, und entwickelt Strategien wie dissoziatives Abspalten oder emotionales Abstumpfen, um Schmerz zu vermeiden. Hier ist die Gefahr einer tiefgreifenden Beeinflussung der gesamten Persönlichkeit sehr hoch. Typische Folgen einer Typ II-Traumatisierung können sich auch in folgenden Bereichen finden: Somatisierung, Affektregulation, Beziehungsunfähigkeit, Reviktimisierung. Neben Schuldgefühlen führen dissoziative Zustände, Derealisierungsphänomene und phobisches Vermeiden bestimmter Hinweisreize auch zu Schwindel.

*Unfälle mit Kopfverletzungen*
Bei Unfällen mit Kopfverletzungen werden häufig Schwindelformen beobachtet. Scheinbar erstaunlich entstehen posttraumatische Reaktionen und Entwicklungen häufiger nach leichteren Schädel-Hirn-Traumen als nach schweren. Dies könnte – so Lamparter (1999) – darin begründet sein, dass bei schweren Traumatisierungen das eigentliche Unfallgeschehen in der Erinnerung verloren geht. Bei leichterem Unfallgeschehen scheint hingegen die Erinnerung an den beim Unfall erlebten Schock und die Begleitumstände als Angstquelle erhalten zu bleiben. Ebenso wie beim reaktiven Schwindel sind bei dieser speziellen Form der Reaktion klassische Konditionierungen und operante Verstärkungen relevant. Über die Erhebung der äußeren Umstände

des Unfallhergangs muss auch die Bedeutung des Unfalls im Erleben des Patienten einbezogen werden.

## 2.4 Der psychosomatische Schwindel

Unter einem psychosomatischen Schwindel kann man mit Lamparter (2002) Phänomene zusammenfassen, bei denen das Symptom Schwindel in seiner unmittelbaren pathopysiologischen Fundierung zwar organisch bedingt ist, bei denen aber psychische Faktoren bei der Entstehung, Verschlimmerung oder Aufrechterhaltung des zugrundeliegenden Krankheitsbildes in erheblicher Weise wirksam werden. So spielen bei vielen organischen Erkrankungen, die zu Schwindel führen, psychische Faktoren bei der Aufrechterhaltung oder Verschlimmerung der Schwindelerkrankung eine wichtige Rolle. Dies schließt die Entwicklung eines reaktiven Schwindels – wie bereits dargestellt – ein, geht aber vom Verständnis hinsichtlich der möglichen Genese darüber hinaus.

Dies gilt selbst für die häufigste organisch ausgelöste Schwindelerkrankung, dem benignen paroxysmalen Lagerungsschwindel (BPLS). Ein wichtiger Grund dürfte sein, dass dieser oft lange nicht als solcher diagnostiziert wird, der Patient in seinem „Schwindel" verkannt und damit nicht adäquat behandelt wird: „Viele Patienten erleben den BPLS nur als lästig, andere als quälend und ängstigend. Besonders die erste Attacke geht oft mit katastrophischen Befürchtungen einher, etwa an einem Schlaganfall oder einem Hirntumor erkrankt zu sein. Gar nicht selten sind sekundäre Angststörungen mit einem ausgeprägten Vermeidungsverhalten, das den Lebensradius der Patienten erheblich einschränkt. Solche Ängste persistieren bisweilen auch nach dem Abklingen des BPLS und können behandelt werden. Umgekehrt kann der organische Kern der Störung leicht übersehen werden, wenn die Angst im Erleben und Verhalten des Patienten im Vordergrund steht (Lempert, 1999).

Im Folgenden wird ein Fall beschrieben, wo der Patient über Jahre an einem sog. menièriformen Krankheitsbild litt, ehe über eine differenzierte psychosomatische Diagnostik der sehr organisch angestoßene Schwindel, aber auch der Patient, auf den dieser getroffenen ist, und das daraus resultierende Verhaltensmuster erkannt und sowohl somatisch wie psychotherapeutisch behandelt werden konnte.

*Kasuistik eines komplexen somato-psychischen-psychosomatischen Schwindelleidens*
Ein bis zu seiner Rente als evangelischer Pfarrer tätiger Patient stellt sich wegen eines rezidivierenden Schwindelgeschehens vor. Vor acht Jahren sei erstmals ein heftiger Drehschwindelanfall aufgetreten, der von einer ca. sechs Stunden langen Hilflosigkeit, Ohnmacht und Übelkeit begleitet worden sei. In Kombination mit seiner auch subjektiv erlebten Schwerhörigkeit sei ein M. Menière festgestellt worden. In den letzten Jahren hätten sich die Schwindelanfälle fünfmal wiederholt, wobei die Heftigkeit in keiner Weise nachgelassen habe und sich die Verzweiflung, Ohnmacht und Gangunsicherheit oft über Tage erstreckten.

Er schildert spontan, dass der Schwindel immer in bestimmten Bewegungssituationen aufgetreten sei, so dass er glaube, die Halswirbelsäule bedinge ursächlich den Schwindel. Deswegen hat er eine Schonhaltung angenommen, um bestimmte Bewegungen nach links zu vermeiden. Weiter berichtet der Patient, dass die Schwindelanfälle in Situationen mit großem psychischen Druck aufgetreten seien. Es zeigte sich auf genaue Befragung, dass das Schwindelereignis zeitlich und vom Schwindelcharakter in zwei Anteile zergliedert werden kann:

- Den ersten Anteil machen für ca. 30 Sekunden bis (subjektiv sehr lang erscheinende) ein bis zwei Minuten heftige Drehschwindelattacken aus, die den Patienten „mit Wucht zur linken Seite wirbeln“. Hierbei erlebt der Patient ein Drehen des Raumes sowie ein Vernichtungsgefühl bei erhaltenem Bewusstsein.
- Im zweiten Anteil folgt diesem heftigen Schwindel mit Fallneigung für eine lange Zeit „ein sich verfestigendes Gefühl der Ohnmacht, der Verzweiflung, des „Deprimiert-Seins“ und der „Unsicherheit“. Dabei habe er nur noch schwankend gehen und nur noch in Begleitung und gestützt den Arzt aufsuchen können. Dieses Schwindelgefühl halte über sechs Stunden, in einigen Fällen sogar über zwei bis drei Tage an.

Es erfolgte eine Lagerungsuntersuchung (Abbildung 11), die den anamnestisch vermuteten benignen paroxysmalen Lagerungsschwindel links bestätigte. Ein M. Menière konnte aufgrund des untypischen über Jahre konstanten Hörbefundes sowie des Fehlens eines Tinnitus aus der Retrospektive ausgeschlossen werden. Im MNR fand sich kein Anhalt für einen

Tumor oder ein ZNS-Geschehen. Zu klären war noch der zweite Teil des nach dem Lagerungsschwindel einsetzenden, lang anhaltenden Schwindelgeschehens. Hier leiteten die Frage nach der beidseitigen Hochtonschwerhörigkeit und ein Blick auf das Geburtsdatum die Aufklärung des spezifischen Wirkmusters bei diesem Patienten ein.

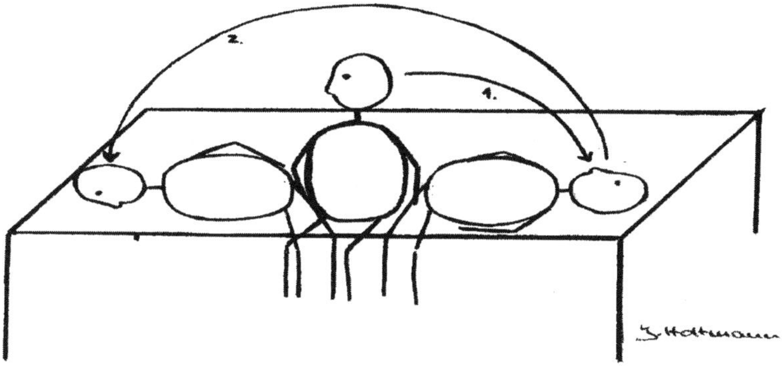

Abb. 11: Lagerungsprüfung nach Semont

Nachdem sich in der Erwachsenenzeit des Patienten keine konkreten Hinweise für ein vorangegangenes Lärmtrauma finden ließen, wurde der Patient – nach der biographischen Anamnese auch in Kenntnis seines Geburtsortes Danzig – auf seine Kriegserlebnisse angesprochen. Dabei zeigte sich, dass der Patient sowohl die Bombenangriffe auf Danzig wie auch die Trennung von seinem Vater in den letzten Kriegsjahren sowie auch die Mehrfachvergewaltigung der Mutter miterlebt hatte, wobei er letztere als Pubertierender mit dem Gefühl von erstarrender Machtlosigkeit und Ohnmacht erlitt. Ebenfalls aus dieser Zeit schoss ihm spontan als Erinnerung ein weiteres Ohnmachtserleben bei einer durchgemachten Diphtherie durch den Kopf, die ihn wohl wochenlang „wie angenagelt" in einer Scheune liegen und starr und regungslos auf Tod oder Gesundung warten ließ.

Soweit in der dann sehr affektgeladenen Situation eruiert werden konnte, hatten die an sich sehr kurzen und sehr organisch bedingten Lagerungsschwindelattacken ein sehr frühes, psychogen zu verstehendes Erleben von Ohnmacht, Verzweiflung und Depressionen reaktiviert und angestoßen. Dies hatte in der Folge das lang anhaltende Schwindelgefühl über Stunden bzw. Tage ausgelöst. In diesem Fall hatte nicht das psychische Moment zum

Schwindel geführt, sondern hier stieß ein ganz reales und mit weiteren gezielten Lagerungsmanövern komplett therapierbares organisches Ereignis ein im Alltag mehr oder weniger gut verdrängtes frühes Erlebnis an, das dann „wie im Film" mit heftigen körperlichen Sensationen erlebt wurde.

In einer Kurzzeittherapie über 20 Stunden konnten die nach über 50 Jahren relevant gewordenen Kriegsereignisse bei diesem Patienten mit guten psychischen Bewältigungsmöglichkeiten bearbeitet werden.

*Exkurs: Ist der M. Menière eine psychosomatische Erkrankung?*
Die Menièresche Krankheit wird auch 150 Jahre nach der Erstbeschreibung immer noch als „ätiologisch unklare", überwiegend (70 %) einseitige Erkrankung des kochleovestibulären Organs mit den charakteristischen Symptomen: anfallsweiser, heftiger Drehschwindel (Minuten bis Stunden anhaltend), anfangs fluktuierendes Gehör, Tinnitus (meist tieffrequent) und Druckgefühl im betroffenen Ohr" definiert. Im akuten Anfall erleben die Patienten dabei – oft nicht wissend, was ihnen geschieht – auch Todesangst und Vernichtungsgefühle, so dass deswegen das akute Geschehen beim ersten Anfall auch schon einmal als Infarkt missdeutet werden kann. Hinzukommen können psychogene Folgeerscheinungen bei wiederholten Schwindelattacken in Form eines sich entwickelnden reaktiv-psychogenen Schwindels, depressiven Verläufen und Angsterkrankungen.

Zur Auslösung des ersten Anfalls bei Menière-Patienten haben insbesondere tiefenpsychologisch orientierte Autoren Vermutungen angestellt. Fowler und Zeckel (1952), Hinchcliffe (1967), Basecquaz (1969), Groen (1983), Landino (1985) und Lamparter (1999) glaubten, eine bedeutende seelisch vermittelte Komponente gefunden zu haben. Sie vermuteten, dass es im Anfall zu einer „explosionsartigen Spannungsabfuhr" kommt, nachdem die Betroffenen unfähig gewesen seien, einer existentiellen Erschütterung anders Ausdruck zu verleihen.

Groen (1983) berichtete über 21 Menière-Betroffene, bei denen er glaubt, gemeinsame Persönlichkeitszüge zu finden. Er beschrieb für sie eine überdurchschnittliche Intelligenz, die er an Berufsbildern (!) festmachte, eine ausgeprägte Tendenz zur Zurückgezogenheit, zum Perfektionismus in Arbeit und Hobby und ein ausgeprägtes Überich. Er vermutete bei diesen 21 Patienten einen „Schlüssel-Schloss-Mechanismus" mit drei wesentlichen Einflussgrößen:

- eine mehr oder weniger spezifische Persönlichkeitsstruktur;
- einen zwischenmenschlichen Konflikt, der in besonderer Weise für eine Persönlichkeit mit eben dieser Struktur frustrierend ist;
- eine Hemmung oder Unmöglichkeit eines emotionalen Auslebens.

Rüster (1989) untersuchte 30 Menière-Betroffene aus der Psychosomatischen Klinik Hamburg-Eppendorf. Er beschrieb sie als nachgiebige, rücksichtsvolle und aggressiv-gehemmte Menschen. Sie stellten sich gemäßigt, ausgeglichen und enorm gewissenhaft, leicht reizbar dar, und sie trügen aggressiv-sadistische Charakterzüge, die allerdings verdrängt würden. Als wesentliches Ergebnis seiner umfangreichen Literaturarbeit stellte Rüster heraus, dass bei Patienten mit M. Menière mehrere psychische Merkmale auffallen. Im Vordergrund stünden Ängste wegen und bei den Schwindelanfällen, aber auch eine konstant ängstlich-depressive Gestimmtheit. Zusätzlich seien häufig aggressive Hemmungen und eine vegetative Labilität beschrieben worden. Wiederholt wurden typische Persönlichkeitsstrukturen, Zusammenhänge mit anderen psychosomatischen Krankheiten, phasische Manifestationen und emotionale Auslöser gefunden. Rüster versuchte nach einem Modell von Alexander (1977) Belege für eine Psychopathogenese des M. Menière zusammenzutragen.

Lamparter (1995) hält bei der Entstehung des endolymphatischen Hydrops psychovegetativ vermittelte Einflüsse denkbar. Er rückt damit das Krankheitsbild in die systematische Nähe zu anderen psychosomatischen Krankheitsbildern mit umschriebener Krankheitsvorstellung. Als Schlussfolgerung hält er es für sinnvoll, durch eine nachhaltige psychologische Arbeit den psychogenen Spannungszufluss in einem solchen Ausmaß zu vermindern, dass eine Anfallsreduktion, wenn nicht sogar eine generelle Veränderung des Symptomgeschehens, möglich wird.

Das Problem der wenigen vorliegenden Studien ist, dass sie zwar in sich eine große Geschlossenheit zeigen, sich aber in wichtigen Punkten voneinander unterscheiden. Immer fehlen Vergleichsgruppen mit anderen psychosomatisch Erkrankten, die für oft ähnliche typische Strukturen beschrieben werden, und stets fehlen statistisch überzeugende Fallzahlen. Wo Vergleichsgruppen einbezogen wurden, werden die Unterschiede umso kleiner und gehen gegen Null, wenn sich die Vergleichsgruppen in ihrer Symptomatik dem M. Menière nähern. Wexler und Crary (1986) nehmen deshalb an, dass jede Erkrankung ihre eigene Psychopathologie hervorbringe.

## 2.5 Das Konzept des „Persistent perceptual and postural dizziness" („3P-D")

Im Rahmen der Klassifikation von vestibulären Erkrankungen für das neue DSM hat die Barany Society eine Kategorie des „Persistent perceptual and postural dizziness" („3P-D") ausgearbeitet. Dabei werden störungsorientiert Brücken zwischen Soma und Psyche geschlagen. Begrifflich stellt dies einen Kompromiss zu den Ansätzen des „Phobischen Attackenschwindels" (Brandt & Dietrich, 1986), des „Visuellen Schwindels" (Bronstein, 1995) und des „Space Motion Discomforts" (Jacob, 1993) sowie der Theoriebildung um einen „Chronic Subjektiv Dizziness" (Staab, 2006/2012) dar. Inhaltlich wollen diese Ansätze als integriert verstanden werden (Staab, 2012). Als Kernkriterien werden benannt:

- Das Empfinden eines nicht vestibulärer Schwindels von länger als drei Monate. Der Anfang ist meist eruierbar, der Verlauf ist typischerweise anhaltend, wenn auch mit schwankenden Ausprägungen.
- Eine Überempfindlichkeit gegenüber Bewegungsimpulsen, seien es Eigenbewegungen oder Bewegungen in der Umwelt.
- Schwierigkeiten bei komplexen und präzisen visuellen Anforderungen und Aufgaben.

Das Ereignis, das einem „Persistent perceptual and postural dizziness" (anhaltenden Schwindel) vorangeht, kann sein

- ein vestibuläres (neurootologisches) Ereignis wie ein Gleichgewichtsausfall, ein gutartiger Lagerungsschwindel (BPLS), ein M. Menière oder eine vestibuläre Migräne,
- eine andere, primär medizinische Erkrankung (etwa Synkopen),
- Angst- und Panikattacken.

Konzeptionell wird von einer ausgeblieben Re-Adaptation einer primär sinnvollen Adaptation auf vestibuläre Krisen ausgegangen. Eine Krise mit Einfluss auf das vestibuläre System erfordert eine schnelle Umstellung (Adaptation), bei dem (verwirrende) Impulse aus dem geschädigten Gleichgewichtsanteil gehemmt werden. Dadurch überwiegen (schon anteilig) die Impulse aus dem visuellen und propriozeptiven System, was zu einer (bewussten oder unbewussten) Konzentration auf diese beiden Systeme führt.

Tabelle 3: Persistentperceptual and postural dizziness PPPV

| Eigenschaften | Beschreibung |
|---|---|
| Primäre Symptome | Schwanken, Unsicherheit, oder beides werden durchgehend, länger als drei Monate – mit Schwankungen in der Ausprägung – über den ganzen Tag empfunden |
| Bezug zur Raum-Haltung | Die Symptome nehmen beim Stehen und Gehen zu und im Sitzen ab, sie sind im Liegen vermindert oder verschwunden |
| Auslösende Faktoren (Symptom-steigernd, abhängig vom Kontext) | Die Symptome sind auch ohne spezifische Auslöser vorhanden, aber sie können sich steigern bei<br>- aktiven oder passiven Eigenbewegungen, ohne das dies einen Bezug zu einer bestimmten Position oder Richtung hat<br>- der Exposition von großflächigen, bewegten Objekten oder komplexen visuellen Anforderungen<br>- der Durchführung kleinflächiger, präziser visueller Aufgaben (wie Lesen, Arbeiten am Computer, diffizile Handarbeiten) |
| Auslöser (Trigger) | - Akute oder wiederholte neurootologische Erkrankungen, die eine periphere oder zentrale Gleichgewichtsstörung auslösen können<br>- Akute oder wiederholte medizinische Probleme, die Schwanken und Übelkeit hervorrufen können<br>- Akute oder wiederholte psychiatrische Erkrankungen, die Schwanken und Übelkeit hervorrufen können |
| Verhaltens-symptome | Die Verhaltensweisen können normal sein.<br>Es werden häufig niedrige Werte von Ängstlichkeit und Depressivität gefunden. Es können sich aber auch eine signifikanter „psychologischer Stress", psychiatrische Erkrankungen oder ungünstige Lebensumstände (kritische Lebensereignisse) finden lassen. |

Symptome und Zeichen, die für die Diagnose notwendig sind. Die ersten drei Eigenschaften machen die Diagnose eines „Persistent perceptual and postural dizziness" („3P-D") aus (Staab 2012).

Verbindungen zwischen Angstkreislauf und den zentral vestibulären Bahnen erlauben dem Angstsystem, die Empfindlichkeit der vestibulären für afferente Bewegungswahrnehmungen zu erhöhen (Balaban 2012). Dabei reagierten mehr als 85 % der vestibulären Kerne mittels Serotonin oder Serotonin-Antagonisten, einem bekannten Neurotransmitter aus der Angstentwicklung.

Dies führt – während der organischen Krise sinnvollerweise – zu einem eingeschränkten, hochgradig absichernden Bewegungs- und Haltungsverhalten und einer hohen *Vor-Sicht* für die bewegte Umgebung (Abb. 12).

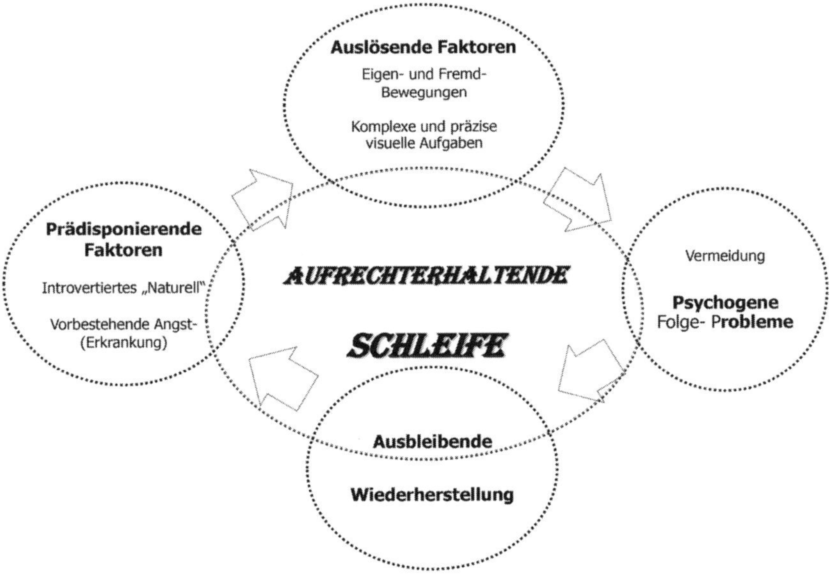


Abb. 12: Aufrechterhaltende Schleife nach Staab (2012)

Diese akuten Anpassungsleistungen sind am Anfang sinnvoll. Sie müssen (aber) wieder zurückgefahren werden, wenn der Auslöser der Störung verschwunden ist. Dann führt die Erholung vom vorangegangenen Ereignis zu einer kompletten Wiederherstellung sowohl medizinisch und im (zuversichtlichen) Bewegungsverhalten.

Wenn aber die akut sinnvolle Anpassung im somatischen und psychischen Verhalten im Laufe des somatischen Erholungsprozesses nicht aufgegeben werden können, resultiert – so Staab (2012) – eine Fehladaptation, der sich ein andauerndes Ausbleiben der Re-Adaptation nach der überstandenen Krankheit anschließen kann.

Prädisponierende Faktoren können sein:

- hohe Angstlevel,
- hohe Aufmerksamt auf die vestibulären Symptome,
- katastrophisierende Gedanken hinsichtlich der möglichen Entwicklung.

Als wesentlichen Faktor benennt Staab (2012) das Angstsystem, dass (unbewusst) die Balance (Ausgleichbewegungen) beeinflussen kann, abhängig vom Kontext und dem Ausmaß der Angst beim Beginn der Erkrankung. Große Angst (hohe Angstlevel) vergrößert die Haltungsinstabilität und die Reaktion (Möglichkeit) gegenüber Bewegungsreizen während der akuten vestibulären Krise und hemmt das Aufkommen einer wieder möglichen flexibleren Haltungskontrolle trotz zunehmender organischer Erholung. Dabei geht er davon aus, *auf Grundlage des NEO Personality Inventory Revisted* (Costa, 1992) mit „Angst und Introvertiertheit“ zwei Persönlichkeitstypen („temperments“: Naturelle) identifizieren zu können, die eher zum anhaltenden Schwindel führen könnten. Tschan et al (2011) haben (umgekehrt) Resilienz-Faktoren erarbeitet, die vor einem chronischen Verlauf schützen. Bei bestimmten Vorkonstellationen, Erkrankungen könne das System der Haltungskontrollen in einem beständigen Zustand der Fehladaptation bleiben, die durch eine Überempfindlichkeit gegenüber Bewegungsimpulsen gekennzeichnet ist.

Es kommt zu einer „doppelten Hemmung“: der organisch bedingten, die am Anfang sinnvoll ist, und der über die Angst aufrechterhaltenen, die eine Re-Adaptation behindert. Die gleichen Faktoren erhöhten simultan das Risiko für ein komorbides Verhalten.

*So kann es sowohl aus organischen Gründen (Hemmung der verwirrenden organischen Impulse) wie auch aufgrund der Angstreaktion („psychisch“) es zu einer „doppelten Hemmung“ des Informationsflusses aus dem betroffenen Gleichgewichtsorgan kommen.*

Der Ansatz Staabs hat das Verdienst, den – nach wie vor psychischen – Schwindel von seiner organischen Komponente her zu betrachten und nicht zu schnell „nur“ die als „zentral“ zu identifizierende Angstkomponente in den Focus zu stellen. So wird der anhaltende Schwindel nicht „nur“ als ein (1) mögliches Symptom der Angst verstanden, sondern in seinem vestibulären Zusammenhang und seinen motorischen Auswirkungen erklärt (s. Abb. 13).

*Das Konzept – so Staab 2012 – hat einen Bezug zu vestibulären Reaktionen auf Eigen- und Fremdbewegungsreize und den daraus resultierenden Schwierigkeiten bei der Bewältigung präziser visueller Anforderungen.“*

Das kann extrem hilfreich sein bei der Aufklärung der Patienten mit anhaltendem Schwindel nach einem definierbaren Ereignis. Ebenfalls kann dies dann auch die Akzeptanz in der Psychotherapie erhöhen. Es verbessert auch die Chance, wie von Staab (2006) formuliert, Neurootologie und Psyche gleichzeitig und nicht getrennt voneinander zu sehen.

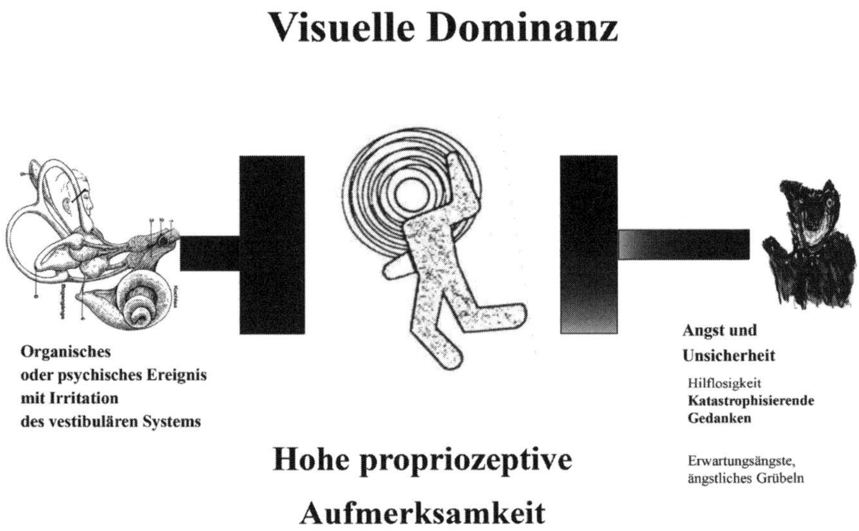


Abb. 13: Doppelte Hemmung der vestibulären Afferenzen hält den Schwindler doppelt im Griff

# 3. Diagnostik

## 3.1 Notwendige Zusammenarbeit zwischen Ärzten und Psychotherapeuten

Stellt sich ein körperlich empfundenes Symptom ein, so wird zu allererst ein *Arzt* aufgesucht. Dies ist sachgerecht, auch um ein zentrales organisches Geschehen, wie z. B. einen Tumor, auszuschließen. So kann auch bei einer Depression mit zunehmender Gangunsicherheit und Schwindel ein Hirntumor möglich sein, wie O. Sacks (1997) im „letzten Hippie" anschaulich beschreibt. Auf der anderen Seite wird bei einem noch so stimmigen psychogenen Geschehen und somatisch unauffälligen Befunden meist erst dann erwogen, einen Psychotherapeuten einzubeziehen, wenn es unumgänglich scheint und auch die „kleine Kur" mit Antidepressiva oder Neuroleptika (meist IMAP) nicht geholfen hat – was leider nicht sachgerecht ist.

Bedenken muss man allerdings: Für den Allgemeinmediziner oder „Organ"-Facharzt ist es oft schwierig, sich und die Betroffenen damit vertraut zu machen, dass die sehr somatisch erlebten Beschwerden doch nicht „organisch" bedingt sind. Erfolgt dann „der Verweis" an den Psychotherapeuten, fühlen die Patienten sich oft vom Arzt „im Stich gelassen". Und auch der Arzt ist meist nicht wirklich zufrieden. Er hat ja bis dahin unter manchmal enormen emotionalem Druck versucht, „etwas" – aber letztlich erfolglos – in seinem Kompetenzbereich zu machen. Sowohl für ihn wie für den letztlich fehlbehandelten Patienten ist dieses Ergebnis enttäuschend.

Daraus folgen nicht selten Fehl- und Verlegenheitsdiagnosen, ein Arztwechsel und „Mehr vom Selben" (Untersuchungen, Arztbesuche, Konservierung der Symptomatik). Dies ist sicher mit die ungünstigste Ausgangssituation für den Patienten-Psychotherapeuten-Kontakt und alles andere als sachgerecht. So beginnt der Kontakt zum Psychotherapeuten oft mit einer persönlichen „Kränkung" beim Patienten und einer „strukturellen" Kränkung beim Psychotherapeuten. Er ist oft nur „die zweite", nicht selten die „letzte Wahl" und muss „dennoch", meist in emotionaler Schwerstarbeit, Motivationshilfe leisten. Er muss – ungewollt und ungeliebt – erst eine Arbeitsbasis zum Schwindelleidenden herstellen. Enorm kontrastiert wird sein Bemühen durch das meist hohe Zuwendungsbedürfnis des Patienten in seiner qualvollen Situation.

Mit diesen ambivalenten Erwartungshaltungen stellen Schwindelpatienten den ambulanten Psychotherapeuten oft vor große Belastungsproben. Er sieht sich meist von Anfang an sehr offen mit allen Zweifeln, Fragen und Rückzugstendenzen konfrontiert. Ist aber bei adäquater Beziehungsgestaltung und Einigung auf die tatsächlich wirksamen psychotherapeutischen Methoden der erste Schritt getan, hat er eine tragfähige Baasis für den mühsamen Weg mit absehbaren Klippen geschaffen. Bis dahin bedarf es

- eines professionell empathischen Zugangs zum Patienten, der meist über das biographische Verständnis hergestellt werden kann,
- großer Geduld und Reflexion sowie ausreichend Selbsterfahrung auch im Umgang mit aversiven Gefühlen,
- ausreichender Kenntnisse über die organisch empfundenen Anteile des Schwindelleidens.

Profitieren kann der Psychotherapeut davon, dass die körperlichen Beschwerden in aller Regel fachärztlich meist mehrfach abgeklärt sind. Günstiger wäre es, wenn der organisch arbeitende Arzt als Erstbehandler schon die „seelische Anfrage“, die eventuell hinter den somatisierenden Beschwerden steht, angemessen versteht und darauf reagieren kann. Eine Möglichkeit dazu haben Morgan und Engel (1997) in ihren „Anregungen für ein Psychosomatisches Interview“ beschrieben. Günstig wäre sicher auch, wenn alle notwendigen Untersuchungen von einem „Arzt des Vertrauens“ koordiniert und die Befunde mit dem Patienten besprochen würden.

Der „Arzt des Vertrauens“ ist meistens der Hausarzt. Er kennt die Lebensumstände und bisherigen Erkrankungen am besten. Er wird einschätzen können, inwieweit er selbst helfen kann und ob er ggf. zusätzliche Hilfe eines Facharztes benötigt. Dabei ist es durchaus sinnvoll, sich auf das Notwendige zu beschränken. Denn unnötige Untersuchungen erhöhen meist nur die Anzahl fraglich krankhafter Befunde, steigern dann unter Umständen die Unsicherheit und verhindern möglicherweise einfache, aber wirksame Therapieschritte.

Wenn dann eine Überweisung zum Psychiater oder ärztlichen bzw. psychologischen Psychotherapeuten erfolgt, sollte der Patient wissen, dass er weiter regelmäßig zum Organ-Mediziner kommen kann, damit er sich nicht abgeschoben fühlt. Rief und Hiller (1999) empfehlen Zeitkontingente, das heisst, der Patient erhält bei ihm fixe Termine. Der Organ-Mediziner muss also die Rolle des in ihm ersehnten Heilbringers aufgeben und in diesem Punkt den Patienten notwendigerweise enttäuschen. Trotz oft auch eigener Enttäuschung muss der Arzt die Brücke zu der kausal wirksamen psychotherapeutischen Bearbeitung bauen, die möglichst von gleichgewichtsfördernden Verfahren unterstützt wird.

Der Psychotherapeut sollte auch organisch, zumindest grob, Bescheid wissen und organisch informiert sein oder werden, und er sollte nicht jeden „Schwindel" als psychogen deuten. So können die probatorischen fünf Therapiesitzungen genutzt werden, die Möglichkeiten einer nicht rein organischen Ursache des Schwindels zu erörtern, damit danach über eine Weiterführung der Therapie sowohl vom Therapeuten als auch vom Patienten entschieden werden kann.

Etwas einfacher kann die Beziehungsgestaltung werden, wenn in einem Team oder – immer noch am günstigsten – in einer psychosomatischen Klinik gearbeitet wird und sich die Behandler ihrer notwendigen Rollen bewusst sind bzw. sich dabei gegenseitig stützen. Der organisch arbeitende Arzt darf dabei wissen, dass ohne ihn „nichts geht". Der Psychotherapeut muss das Bewusstsein haben, dass er real beim Leiden am Schwindel helfen kann und dafür auch die entsprechenden Instrumentarien zur Verfügung hat. Er sollte aber bedenken, dass er auf einen Patienten trifft, der nicht primär zu ihm gekommen ist, sondern vom Arzt „weitergereicht" bzw. „abgegeben" erscheint. Der Psychotherapeut braucht den Arzt sowohl beim Brückenbau wie auch als Rückendeckung dafür, dass der vom Patienten primär nicht gesuchte Weg immer wieder abgesichert wird. Er benötigt die Kooperation um so notwendiger, wenn Symptomverschiebungen eintreten oder etwa eine antidepressive Medikation notwendig wird. Dem Mediziner fällt die Aufgabe zu, auf der Grundlage einer guten Diagnostik

- zu entängstigen,
- die Verbesserungspotenziale zu betonen und gegenüber den Defiziten herauszustellen,
- zu helfen, realistische Rehabilitationsziele sowohl hinsichtlich des organischen wie auch des psychischen oder psychosomatischen Schadens zu erarbeiten bzw. zu definieren,

- die Grundlage für ein dann verbesserndes Gleichgewichtstraining herzustellen,
- die Einleitung einer – wenn nötig – Psychotherapie zu ermöglichen.

Im günstigsten Fall gelingt dieses Bündnis zwischen Arzt und Psychotherapeut. Je besser sich die Einzelnen im Team kennen, sich gegenseitig schätzen und sich auf die Kompetenz und Persönlichkeit des anderen verlassen können, desto größer ist die Chance für eine optimale Zusammenarbeit.

Im ungünstigen Fall treten immer wieder Zweifel auf, erst recht wenn aus bewussten oder unbewussten Motiven sich der eine Therapeut mit dem Patienten und seinem „Widerstand", der Abwehr gegen oft schmerzliche, aber anscheinend im Leiden sichtbar gewordene Veränderung, gegen den anderen verbündet. Dies findet dann beipielsweise seinen Ausdruck in der Infragestellung der jeweiligen Kompetenz des anderen und in zunehmenden Anklagen, dem Patienten „nicht genug" zu helfen. Den Partner in diesem Sinne in seiner Kompetenz und Differenz kennenzulernen, kann die Beantwortung der Fragen zu den folgenden drei Themenkomplexen ermöglichen. Diese mögen Sie sich und Ihrem therapeutischen Partner stellen.

*Themenkomplex I*

1. Was erwarten Sie von Ihrem Partner im Team?
2. Welche seiner Qualifikationen kennen Sie?
3. Was schätzen Sie an ihm?
4. Haben Sie Erfahrungen aus der Zusammenarbeit?
5. Haben Sie Rückmeldungen von Patienten?
6. Wie sehr haben Sie diese Rückmeldung von Patienten in Ihren eigenen Erwartungen beeinflusst oder „korrgiert"?
7. Wie haben Sie sich Ihren eigenen Eindruck verschafft?

*Themenkomplex II*

1. Was befürchten Sie von Ihrem Partner im Team?
2. Welche Eigenschaften finden Sie eher schwierig oder gar bedenklich?
3. Gibt es Punkte, die Sie in der professionellen Zusammenarbeit mit ihm ablehnen?
4. Gibt es schon Erfahrungen dazu?

*Themenkomplex III*

1. Wie sicher können Sie sich sein, dass Ihr Partner Ihre Arbeit schätzt?
2. Welche Rückmeldung Ihres Partners können Sie für sich verwerten, welche lehnen Sie ab?
3. Was könnte die Zusammenarbeit sprengen?
4. Was bedarf es, um miteinander in Kommunikation zu bleiben oder zu kommen?

In diesem Sinne benötigen nicht nur die Patienten, sondern auch die Therapeuten oft ein ganzes Team mit Teambesprechungen und Supervision – zum Nutzen der Patienten und der eigenen seelischen Gesundheit.

## 3.2 Erstkontakt und Erhebung der Krankengeschichte

Schwindelpatienten gelten in der meist nicht eindeutigen Zuordnung von physischem und psychischen – und im Hintergrund vielleicht auch dem möglichen moralischen – Verlust des Gleichgewichts als „schwierig". Schwierig ist dabei für Betroffene und Behandler, dass sich auch der offensichtlichste psychogene Schwindel für den Betroffenen immer somatisch ausdrückt und auch bei bester Introspektionsfähigkeit meist körperlich erlebt wird.

Aber auch bei organischen Störungen erklärt eine objektivierbare Störung des Gleichgewichtssystems nicht immer das Ausmaß der geschilderten Beschwerden. Die Folgen sind, dass sich Therapeuten nicht immer sicher sein und sich darüber hinaus auch beschwindelt fühlen können. Bei tiefenpsychologisch ausgebildeten Therapeuten mag es nicht verwunderlich erscheinen, dass Schwindelgefühle dann auch in der Gegenübertragung eine Rolle spielen können und meist nicht als angenehm empfunden werden.

Wenn in der klassischen Konstellation Patienten über ihre Symptome sprechen, Ärzte aber über Diagnosen, sind auch damit Missverständnissen Tür und Tor geöffnet. Diese Verquickung von „subjektiver", „objektiver" und auch noch moralischer Ebene kann zu Kommunikationsproblemen zwischen Arzt und Patient führen. So könnte verständlich werden, warum Schwindelformen, die nicht „sicher" organisch identifizierbar sind, wie etwa ein Gleichgewichtsausfall, beim Therapeuten oft verschiedenste „irrationale" Gefühle auslösen. Diese reichen von Unsicherheit und Hilflosigkeit über Beschützergefühle bis hin zu Wut und Aggression. Dadurch wird die psychogene Komponente häufig nicht erkannt, übersehen oder von Patienten und Behandlern abgewehrt und dann unsachgemäß behandelt.

Auch zeigt sich beim Phänomen Schwindel, dass die Unterscheidung „Körper oder Seele" und Behandlungsmaßnahmen, die lediglich auf den organischen Hintergrund abzielen, aus „objektiven" Gründen oft nicht zum gewünschten Behandlungserfolg führen können. Hier müssen nicht immer einfache Ansätze, die medizinische und psychologische Faktoren als prädisponierende, auslösende und aufrechterhaltende Faktoren berücksichtigen, die Brückenfunktion zwischen „Organ" und „Psyche" bilden. Sie führen zu einem besseren Verständnis der Patienten und ihres subjektiven Leidens und bieten integrative Ansätze in Diagnostik und Therapie.

Dabei brauchen Schwindelerkrankte bei der Therapie auf jeden Fall ein klares (und kundiges) Gegenüber – zumindestens ein Gegenüber, dass dem Schwindel eindeutiger gegenübersteht, als es der Patient selbst kann. Wichtig ist, dass das therapeutische Gegenüber eine sichere und feste Vorstellung von dem hat, was auf ihn zukommt. Ansonsten droht ihm, mit dem Patienten selber schwindelig zu werden und im Zweifel auch „umzufallen".

Auf der Beziehungsebene ist das Schwindelleiden des Patienten auch ein Appell an den Therapeuten, ihm ein Festhalten zu ermöglichen. Damit die therapeutische Beziehung tragend sein kann, muss sie besonders fest und klar strukturiert gestaltet werden. Dabei sollte der Patient das Gefühl entwickeln können, dass er sich auf den Therapeuten verlassen kann und dass dieser weiß, wie elend ihm zumute ist. Lamparter (1995) erwähnte hierfür beispielhaft das Modell des Bergführers: Der Bergführer begleitet den noch Unerfahrenen über für ihn teilweise schwindelerregende Höhen. Dabei bietet er sich selbst als „Modell" an, indem er Schritt für Schritt vormacht, wie man trotz der großen Höhen und Tiefen festen Boden unter den Füßen bekommt. Günstig ist, wenn der Therapeut mit dem Patienten ein integratives Erklärungsmodell für die Schwindelsymptomatik erarbeitet, das medizinische und psychologische Faktoren berücksichtigt und realistisch das Veränderungspotential erarbeitet.

Notwendig ist in jedem Fall eine *gründliche Erhebung der Krankengeschichte*. Sie hat den höchsten Stellenwert und kann auch durch Schwindelfragebögen nicht ersetzt werden. Nur im persönlichen Gespräch kann der Patient die speziellen Fragen zu Einzelheiten des von ihm als bedrohlich erlebten ganzheitlichen Schwindelzustands verstehen und der Therapeut die

Wertung unter Berücksichtigung der Gesamtpersönlichkeit vornehmen. Dabei sollte gerade der erste Schwindel genau erfragt und nachgespürt werden, da dieser noch relativ unbeeinflusst von sich daraus ergebenden Reaktionen ist. Im Idealfall werden neben den körperlichen Symptomen schon die zentralen psychischen Momente deutlich. Die Geschichte des Patienten führt in bis zu 90 % der Fälle zur Diagnose.

Art und Weise sowie der zeitliche Verlauf des Schwindelgeschehens spielen eine wichtige Rolle. Grob gilt, dass jeder Dauerschwindel ohne Nachweis einer Gangstörung oder Hirnnervenbeeinträchtigung am ehesten seelisch zu erklären ist, da nahezu alle organisch bedingten Schädigungen mit Schwindel meist nach wenigen Wochen kompensiert werden. Wichtige Ausnahmen sind Hirntumore oder andere bleibende Schäden im ZNS. Zwei Fragen sollte sich der Untersucher „im Hinterkopf" stellen:

1. Hat der Patient eine akute (aktuelle) neurootologische Erkrankung?
2. Wenn ja, erklärt diese alleine all die erkennbaren Symptome?

Wenn der Patient schon eine längere Krankengeschichte aufweist, ohne dass Zeichen einer wiederholten organischen Genese erkennbar sind, ist dies ein wichtiger Anhaltspunkt für mögliche psychogen zu verstehende, aufrechterhaltende Faktoren. Das gilt ebenso für medizinische Befunde, die den jetzigen Status alleine nicht ausreichend erklären können.

Der Verdacht auf psychogene Anteile wird größer, je vielfältiger die Beschwerden erlebt und geschildert werden. Voraussetzung ist, dass auch mit Frenzel-Brille kein Spontannystagmus festgestellt werden kann. Dennoch reicht aber für die Annahme eines psychogenen Schwindels nicht nur die Abwesenheit des organischen Befundes, sondern es ist zwingend eine psychologische Diagnose notwendig, die das Schwindelgeschehen tiefenpsychologisch fundiert oder aus der Kenntnis der Lerngeschichte stimmig erklären kann.

Wenn es dazu Anhaltspunkte geben sollte, empfiehlt Staab (2006) wird „ein einfaches Vorgehen" – statt vieler, seiner Meinung nach möglicherweise überflüssiger Fragen. Gezielt können z. B. zwei Depressionsfragen wegweisend sein:

- Fühlen Sie sich traurig oder depressiv?
- Haben Sie das Interesse an bestimmten Dingen verloren?

und indirekt:

- Denken andere, dass Sie sich viele Sorgen machen?
- Haben Sie aufgehört, wegen des Schwindels Aktivtäten zu unternehmen?

Die Erfassung von Angststörungen kann – orientierend – anhand von zwei Fragen erfolgen: „Wie oft fühlten Sie sich im Verlauf der letzten zwei Wochen durch folgende Beschwerden beeinträchtigt?":
- Nervosität, Ängstlichkeit oder Anspannung?
- Nicht in der Lage sein, Sorgen zu stoppen oder zu kontrollieren?

Die Antwortmöglichkeiten sind:
- „überhaupt nicht"
- „an einigen Tagen"
- „an mehr als der Hälfte der Tage"
- „beinahe jeden Tag"

Decot (2005) hat speziell für HNO-Ärzte sechs Fragen konzipiert, um die körperlichen und körperlich empfundenen Symptome des Patienten in einen verstehbaren Zusammenhang mit seiner Lebensgeschichte und seiner emotionalen Situation zu bringen.

*Frage 1: „Welche Beschwerden haben Sie?"*
Die Schilderung soll in den eigenen Worten des Patienten erfolgen – „ich leide an ..." und nicht „ich habe ... eine Diagnose". Der Arzt achtet hierbei darauf, wie der Patient sich selber darstellt und welche Emotionen im Hintergrund zu spüren sind („ich bin verunsichert", „ich leide" ...).

*Frage 2: „Wann war das Symptom zum ersten Mal da, was hat die Beschwerden ausgelöst, welche Ereignisse traten zeitgleich damit auf?"*
Es wird nach Verschlechterungen oder Besserungen gefragt. Hier gilt es für den Arzt oft, geduldig zu sein, wenn Patienten zunächst „das weiß ich nicht mehr" sagen oder „es ist immer gleich schlimm". Der Arzt kann zu diesem Zeitpunkt mit seiner körperlichen Untersuchung beginnen und dabei das Gespräch mit dem Patienten weiter fortführen. Auch wenn Patienten bereits auf den ersten Blick psychisch krank erscheinen, darf auf eine organische Abklärung der Beschwerden nie verzichtet werden. Das Ergebnis der Untersuchung sollte dem Patienten in verständlicher Form („die Prüfung hat einen normalen Befund ergeben" und nicht: „Sie haben nichts") mitgeteilt werden.

*Frage 3: „Hat sich in dieser Zeit in Ihrem Leben etwas Wesentliches verändert?“*
Diese Frage forscht nach der individuellen Lebenssituation des Patienten zum Zeitpunkt des Beschwerdebeginns. Krankmachende Faktoren können im biologischen, psychischen und sozialen Bereich liegen. Der Arzt achtet hier auf mögliche Verbindungen zwischen Erkrankung und lebensgeschichtlichen Krisen (Jobverlust, Scheidung, Tod einer Bezugsperson).

*Frage 4: „Haben Sie schon früher Probleme mit dieser Erkrankung gehabt?“*
Welche Krankheitserfahrung hat der Patient mit der Erkrankung, hatte er zum Beispiel schon immer Probleme mit dem Gleichgewicht oder hat auch die Mutter schon immer unter Schwindel gelitten? Hier wird die lebens- und familiengeschichtliche Einordnung aus der Sicht des Patienten deutlich.

*Frage 5: „Was haben Sie bisher unternommen?“*
Was hat der Patient bisher getan, um wieder gesund zu werden, welche Bewältigungsstrategien (Coping) hat er bereits entwickelt? Wie erfolgreich war er damit? Bei wie vielen Kollegen wurden bereits Behandlungsversuche unternommen?

*Frage 6: „Wie stellen Sie sich die Behandlung vor?“*
Mit dieser Frage wird die Bereitschaft zur aktiven Mitarbeit thematisiert. Einen Patienten „gegen seinen Willen“ zu behandeln ist sinnlos, und ihn beispielsweise ohne vorherige eigene Motivation zum Psychotherapeuten zu schicken meist erfolglos.

## 3.3 Eine Checkliste zur Diagnose von Schwindelerkrankungen

Wir fragen in der Tinnitus-Klinik Dr. Hesse in Arolsen bei Schwindelbeschwerden standardmäßig:

1. Wie hat der erste Schwindel begonnen: Plötzlich oder langsam?
2. Wie oft und in welchem Abstand tritt der Schwindel auf?
3. Wie lange hält der Schwindel an:
   a) Sekunden,
   b) Minuten,

   c) Stunden,
   d) Tage?
4. Wie macht sich Ihr Schwindel bemerkbar? Bitte in eigenen Worten beschreiben!
5. Tritt der Schwindel in bestimmten Situationen auf?
6. Tritt der Schwindel in einer bestimmten Lage auf?
7. Wird der Schwindel durch Bewegungen ausgelöst?
8. Wird der Schwindel durch das Schließen der Augen verbessert oder verschlechtert?
9. Werden diese Störungen im Hellen oder im Dunkeln schlimmer?
10. Fallen Sie zu einer Seite – oder haben Sie das Gefühl, zu einer bestimmten Seite zu fallen?
11. Schwankt die Umgebung oder der Boden auf und ab, hin und her?
12. Was tritt bei Schwindel noch auf?
    a) Kopfschmerzen,
    b) Übelkeit,
    c) Erbrechen,
    d) Herzklopfen,
    e) Schweißausbrüche,
    f) Angst,
    g) Schwerhörigkeit,
    h) Ohrgeräusche.
13. Sind Ihnen noch sonstige Ausfälle aufgefallen?
    a) Sensibilitätsstörungen,
    b) Geschmacksstörungen,
    c) Schluckstörungen.
14. Läuft Ihnen manchmal Flüssigkeit aus den Ohren?
15. Haben Sie ein Benommenheitsgefühl im Kopf?
16. Haben Sie neue Medikamente erhalten oder hat sich bei den alten Medikamenten die Dosis geändert?
17. Wie viel rauchen Sie, wie groß ist Ihr Alkoholkonsum?

Über das Organische hinaus fragen wir:
18. Tritt die Symptomatik in Abhängigkeit von bestimmten Situationen gehäuft auf?
19. Was sind die unmittelbaren Konsequenzen Ihres Schwindels?

20. Was tun Sie bei Schwindel?
21. Was vermeiden Sie, um dem Schwindel aus dem Weg zu gehen?
22. Was „kostet“ die Vermeidung?
23. Wie reagiert die Umwelt auf Ihren Schwindel? Ist das hilfreich?

Wir führen bei jedem Schwindelpatienten eine Lagerungsprüfung durch, um den gutartigen Lagerungsschwindel auszuschließen oder ggf. zu beseitigen. Jeder Patient wird manualtherapeutisch auf eine HWS-Beteiligung untersucht, auch wenn diese in ihrer Kausalität umstritten ist (Brandt et al., 2012; Hamann, 1985; Hülse, 1994).

Wir stellen uns am Ende des Erstkontaktes selbst zusätzlich einige Fragen und protokollieren die Antworten:

- Was erzählt mir der Patient?
- Wie alt schien mir der Patient in dieser speziellen Kommunikation mit mir zu sein?
- Was war bei diesem Erstkontakt für mich auffällig?
- Welche Gefühle hat er in mir ausgelöst?
- Welche Rollenerwartung fühle ich an mich gestellt?

Sobald es die therapeutische Beziehung erlaubt, lade ich unter Offenbarung meiner eigenen durchgemachten Schwindelerkrankung die Patienten sehr schnell ein, ihre Schwindelbeschwerden mit meiner Unterstützung auszulösen, statt sie in der Untersuchungssituation zu vermeiden.

## 3.4 Einbindung von Fachärzten für somatische Untersuchungen

Dieterich und Eckhardt-Henn (2004) schlagen vor, bei jedem Schwindelsyndrom, das länger als zwölf Wochen anhält und mit einer deutlichen Beeinträchtigung des Patienten einhergeht, routinemäßig eine interdisziplinäre Diagnostik einzuleiten, die neben einer differenzierten neurologischen, neurootologischen und psychosomatischen Diagnostik auch internistische und ophthalmologische Ursachen einschließt.

Ein *HNO-Arzt* sollte hinzugezogen werden, um herauszufinden, ob die Störung im Gleichgewichtsorgan selbst (peripher) oder im Gleichgewichtszentrum im Gehirn (zentral) ausgelöst wird. Die Vestibularisprüfung setzt sich aus zahlreichen Teiluntersuchungen zusammen, die in ihrer Zusammenschau (nicht unbedingt in ihren Einzelergebnissen!) eine sinnvolle Einschätzung ermöglichen. Dazu können folgende Gleichgewichtsprüfungen angebracht sein:

- Untersuchungen auf Vorliegen eines Spontan- und/oder Blickrichtungsnystagmus.
- Stehen auf einem oder beiden Beinen bei geschlossenen Augen. Dabei muss man so stehen, dass sich die Füße innen berühren. Als Erschwernis müssen beide Arme horizontal gestreckt werden.
- In Steigerung der Aufgabe wird der Patient gebeten, die Ferse des vorderen Fußes vor die Zehen des hinteren Fußes zu stellen und bei geschlossen Augen gerade zu stehen („verschärfter" Tandem-Romberg-Test).
- Geradeaus gehen mit geschlossenen Augen: „Blindgang" als orientierende Untersuchung der vestibulospinalen Reflexe. Hierbei wird auf eine eventuelle Gang- und Richtungsabweichung geachtet.
- „Marschieren" mit geschlossenen Augen auf der Stelle: Tretversuch nach Unterberger).
- Untersuchungen der Blickmotorik („Kopf-Impuls"-Test, Sakkadentest, langsame Pendelblickfolgebewegungen und optokinetische Prüfung).
- Lage- und Lagerungsprüfungen, auch zum Ausschluss des häufigen benignen paroxysmalen Lagerungsschwindels.
- Die thermische (kalorische) Prüfung der Vestibularorgane, möglichst mit Wendung bei Nystagmusmaximum zur Überprüfung der Utrikulusfunktion.
- Vestibulär evozierte Potentiale (VEMP) zur Überprüfung der Sakkulusfunktion (Cervikal abgeleitet) und der Utrikulusfunktion (Okulär abgeleitet).
- Rotationsprüfung auf dem Drehstuhl,
- Optokinetische Prüfungen,
- Audiometrische Befunde inklusive Hirnstammaudiometrie (BERA).
- Nach Indikation eine Cranielle Computertomographie oder Magnetresonanztomographie zum Ausschluss zentraler raumfordernder Prozesse oder einer Multiplen Sklerose).

Auffällig ist, dass Patienten mit somatoformen Störungen bei der Posturographie bei schwierigen Anforderungen besser abschneiden als bei einfachen Untersuchungen, was damit erklärt wird, dass sie durch die schwierige Aufgabe von ihrer meist angstbesetzten Eigenbeobachtung abgelenkt werden. So zeigt sich sowohl bei den klinischen Untersuchungen (s.o.) wie bei einer posturographischen Analyse, dass während des normalen Standes eine erhöhte Schwankaktivität durch Kontraktion der Fußbalge und Strecker zu beobachten ist. Brandt (2012) deutet dies als Ausdruck einer unnötigen ängstlichen Standstrategie, die Gesunde zur Abwehr der Fallgefahr anwenden. Bei schwierigen Balanceaufgaben wie Fuß vor Fußstand mit geschlossenen Augen unterscheiden sich die posturographischen Daten der Patienten mit der von Brandt als phobischem Attackenschwindel bezeichneten Diagnose jedoch nicht von dem Gesunder.

*Internisten* sollten eingeschaltet werden, um mögliche Schädigungen des Herzens und des Kreislaufs (Herzrhythmusstörungen, Herzschwäche, Bluthochdruck, Gefäßverschlüsse), aber auch Stoffwechselerkrankungen wie Diabetes, Schilddrüsenerkrankungen, Nebennieren-Schwächen, Bluterkrankung usw. abzuklären. *Neurologen* sind unverzichtbar, wenn Erkrankungen des zentralen Nervensystems wie die Multiple Sklerose, der Morbus Parkinson, ein Schlaganfall oder ggf. auch ein tumoröses Geschehen in Frage kommen. *Augenärzte* können helfen, wenn Schäden am Auge selbst den Schwindel verursachen. *Psychiater*, ärztliche oder psychologische Psychotherapeuten sollten frühzeitiger einbezogen werden, als dies in der Regel geschieht (zur Realität siehe Abschnitt 3.1).

## 3.5 Das psychotherapeutische Erstinterview

### 3.5.1 Aufgaben und Ziele

Für die Annahme eines psychogenen Schwindels ist zwingend eine psychologische Diagnose notwendig. Die Abwesenheit des organischen Befundes reicht nicht aus. Dabei sollten auch Auslöser und/oder aufrechterhaltende Faktoren eruiert werden können. Dazu dient das psychotherapeutische diagnostische Erstinterview, das in der Regel nicht nur einen Termin beinhaltet, sondern meist insgesamt fünf probatorische Sitzungen.

Die psychologische Diagnostik hat im Wesentlichen folgende Aufgaben:

1. Erfassung der Beschwerden des Patienten.
2. Herausarbeitung des zugrundeliegenden Krankheitsbildes mit dem Ziel einer vorläufigen Diagnosestellung und eines Bedingungsmodells.
3. Verhaltensbeobachtung mit den Techniken der Selbst- und Fremdbeobachtung, gegebenenfalls auch mit Videoaufzeichnung.
4. Erarbeiten eines Verständnisses für die biographische Situation, in der die Erkrankung auftrat einschließlich der Bedeutung für den Patienten und dessen Umgebung.
5. Aufbau einer tragfähigen Beziehung zwischen Therapeut und Patient.

Rief und Hiller (1999) haben dazu aus verhaltenstherapeutischer Sicht für Somatisierungserkrankungen folgende Kurzanleitung für die Exploration erarbeitet:

1. Anlass und Umstände der Kontaktaufnahme mit dem oder der Psychotherapeutin.
2. Vollständige Sichtung der körperlichen Befunde, Vorbehandlungen und weiterer anamnestischer Angaben, testpsychologische Untersuchung, Klärung organischer Ursachen, Komplikationen.
3. Diagnostik der Untergruppe der Störung.
4. Diagnostik komorbider Störungen, auch in der gesamten Lebensspanne.
5. Bisherige Erklärungsmodelle für die Beschwerden.
6. Subjektive Beeinträchtigungen durch die Beschwerden; Zusammenhänge mit Lebensplänen.
7. Verhaltensaspekte, z.B. Krankheitsverhalten, Schonverhalten, Kontrollverhaltensweisen, Rückversicherung suchen, Vermeidungsstrategien, Bewältigungsversuche.
8. Kognitive Aspekte, z.B. Aufmerksamkeitsfokussierung, Gesundheitsbegriff, katastrophisierende Bewertungen und körperliche Missempfindungen, Selbstkonzept.
9. Verstärkungsbedingungen und Gratifikation: Reaktionen der Umgebung auf Beschwerdeäußerung, Arbeitsfähigkeit und Rentenbegehren.
10. Krankheitsmodelle und Vorerfahrungen, z.B. Modelle für Kranksein in der Familie, relevante Lebensereignisse, allgemeine Lebensbedingungen und Belastungen und Konflikte.

Die mit den Möglichkeiten einer Universität ausgestattete Arbeitsgruppe um Eckhardt-Henn, Tschan, Best und Dieterich (2009) strebt z.B. idealerweise eine klinische Diagnostik nach der operationalisierten psychodynamischen Diagnostik (OPD II), eine strukturierten Diagnostik (SKID I) nach ICD-10 und je nach Grunderkrankung die Anwendung verschiedener psychometrischer Instrumente an. Wünschenswert ist darüber hinaus eine Fremdanamnese sowie die Familien- und Paardiagnostik. Bei sehr komplexen und chronischen Erkrankungen ist es sinnvoll, eine differenzierte interdisziplinäre Diagnostik in einer spezialisierten Klinik voranzustellen.

### 3.5.2 Fragebögen und Testdiagnostik

Psychologische Fragebögen und Tests können hilfreich sein, wenn sie dem Symptom gerecht werden können, wenn der Untersucher eine klare Vorstellung darüber hat, was er erfahren möchte, und wenn der Patient zur Mitarbeit bereit ist. Sie können die Anamnese nicht ersetzen, sondern sie nur ergänzen. Dann ermöglichen sie bei etwa 2/3 der langwierig unter Schwindel leidenden Patienten die Erfassung der meist bedeutsamen psychischen Komponente des Schwindels.

Die Arbeitsgruppe um Eckhardt-Henn, Tschan, Best und Dieterich (2009) empfehlen als Screening-Fragebögen den Einsatz der Symptomcheckliste SCL 90, der Hospital Anxiety and Depression Scale (HADS) zur Erfassung depressiver Störungen, des Fragebogen zu körperbezogenen Ängsten, Kognitionen und Vermeidung (AVK) zur Erfassung phobischer Störungen und der spezifischen Fragebögen zum Schwindel, der Vertigo Handicap Scale (VHS) und der Vertigo Symptom Scale (VSS). Im amerikanischen Raum kommen weitere Fragebögen zum Einsatz, um den psychologischen Anteil des Schwindels zu erfassen: Visuelle Analog Skala (VAS), Dizziness-Handicap-Inventar (DHI), Vertigo-Symptom-Scale, Vertigo-Handicap-Questionnaire.

Der (für den nicht kommerziellen Gebrauch kostenlose) Gesundheitsfragebogen für Patienten in der deutschen Fassung von Löwe et al. (2002) erfasst u.a. Angst, somatoforme und depressive Störungen. Über Skalensummenwerte können Schweregrade z.B. für die Bereiche Depressivität und Angst gebildet werden.

*Visuelle Analog Skala (VAS)*
Um die selbstempfundene Intensität des Schwindels einschätzen zu können und auch eine Verlaufsbeobachtung quantitativ zu ermöglichen, kann eine visuelle Analogskala (abbildung 12) nutzbringend sein werden. Manche bevorzugen eine Einteilung von 0 bis 10 (Cohen & Kimball, 2003), anderen von 0 bis 100 (Eckhardt-Henn, 2004; Schaaf, 2004).

0 10 20 30 40 50 60 70 80 90 100

Abb. 14: Visuelle Analogskala: 0 = kein Schwindel, 10 = leichter Schwindel, 100 = stärkster Schwindelanfall

Cohen und Kimball (2003) erfragen auf diese Weise auch die (erlebte) Frequenz des Schwindels, wobei 1 kein Schwindel und 10 konstanter Schwindel bedeutet.

*Dizziness-Handicap-Inventar (DHI)*
Das Dizziness-Handicap-Inventar (DHI) ist ein Fragebogen zur Quantifizierung der „selbstempfundenen Unfähigkeit", die auf den Schwindel attribuiert wird. Er verbindet Fragen, die auf organische Schwindelursachen wie Kreislaufbeschwerden und Lagerungsschwindel abzielen, mit denen zu den psychischen Auswirkungen und den ängstlichen oder depressiven Empfindungen. 25 Fragen klassifizieren in Physiologisches (P), Funktionales (F) und Emotionales (E). Bei der Antwort „Ja" werden 4 Punkte vergeben, bei „manchmal" 2 Punkte, bei „nein" 0 Punkte. Die Skala erstreckt sich von 0 bis 100 Punkten mit dem Extremen 0 = keine gefühlte Unfähigkeit und 100 = maximale Unfähigkeit. Insbesondere die emotionale Betroffenheit sowie die Tendenz zum Vermeidungsverhalten tragen wesentlich zum Gesamtscore bei. Nicht spezifisch durch diesen Test erfasst werden die Angstkomponente und wohl auch nicht die Depression.

Das DHI wurde von der Aachener Arbeitsgruppe Takahama, Volz-Sidiropoulou, Ilgner und Westhofen (2008) und Volz-Sidiropoulou, Takahama, Gauggel & Westhofen (2010) ins Deutsche übertragen. Um auch die Angst- und Depressionskomponente besser erfassen zu können, haben sie zusätzliche Items (Fragen) in ihrer Forschungsarbeit zu diesen Aspekten ergänzt, ohne dass die hinzugekommen Fragen bisher validiert werden konnten.

Es liegt auch eine Version der Züricher Arbeitsgruppe um Kurre vor (Kurre, van Gool, Bastiaenen, Gloor-Juzi, Straumann & de Bruin, 2009). Die Fragen nach der Übersetzung von Kurre et al. (2009) sind in Tabelle 4 aufgeführt. Bemerkenswert ist, dass keine Korrelation zwischen diesem Test und einer Kalorischen Prüfung oder einer Rotatorischen Prüfung gesehen werden konnte. Das heisst: Das körperliche Geschehen ist relativ unabhängig vom subjektiven und objektivierbaren Schwindelgeschehen (Cohen & Kimball, 2000; Querner, Krafczyk, Dieterich & Brandt, 2000).

*Vertigo-Symptom-Scale*
Mit dieser Skala werden speziell die Kognitionen angesprochen, die den Verlauf einer möglichen Habituation oft wesentlich behindern können (orientierende Übersetzung ins deutsche vom Autor – ohne Anspruch auf letzte Korrektheit):

„Wenn ich meine Schwindelsymptome bekomme, denke ich manchmal, dass ...

1. ich vorne überfalle,
2. ich nicht fähig bin, mich normal in der Öffentlichkeit zu verhalten,
3. ich ohnmächtig werde,
4. ich mich verletzen würde, wenn ich falle,
5. der Schwindel ein Zeichen ist, dass irgend etwas mit mir ernsthaft nicht in Ordnung ist,
6. ich die Kontrolle verlieren werde,
7. ich unfähig sein werde, potentiell gefährliche Aktivitäten wie Treppe steigen, Autofahren oder Straßenüberqueren zu vollführen,
8. ich sehr krank werde,
9. ich etwas sehr Peinliches tun werde,
10. ich eine ernsthafte Erkrankung habe, die keiner versteht,
11. ich meinen sozialen Verpflichtungen nicht nachkommen werde."

*(Vertigo-) Handicap Questionnaire*
Cohen und Kimball (2003) haben die folgenden Fragen, die generell für die Krankheitsbewältigung angewandt werden, bei Schwindelpatienten eingesetzt (orientierende Übersetzung ins deutsche vom Autor – ohne Anspruch auf letzte Korrektheit):

Tab. 4: DHI-Fragen in der Übersetzung von Kurre et al. (2009)

| | Fragen | ja | manchmal | nein |
|---|---|---|---|---|
| P1 | Verstärken sich Ihre Probleme, wenn Sie nach oben schauen? | ☐ | ☐ | ☐ |
| E2 | Fühlen Sie sich wegen Ihrer Probleme frustriert? | ☐ | ☐ | ☐ |
| F3 | Schränken Sie wegen Ihrer Probleme geschäftliche oder private Reisen ein? | ☐ | ☐ | ☐ |
| P4 | Verstärken sich Ihre Probleme, wenn Sie einen Gang im Supermarkt entlang gehen? | ☐ | ☐ | ☐ |
| F5 | Haben Sie wegen Ihrer Probleme Schwierigkeiten beim ins Bett gehen oder beim Aufstehen aus dem Bett? | ☐ | ☐ | ☐ |
| F6 | Schränken Ihre Probleme Sie deutlich ein, an gesellschaftlichen Aktivitäten teilzunehmen (z.B. auswärts essen gehen, Einladungen folgen, zu Parties gehen, ins Kino gehen, Theater oder Konzerte besuchen)? | ☐ | ☐ | ☐ |
| F7 | Haben Sie wegen Ihrer Probleme Schwierigkeiten beim Lesen? | ☐ | ☐ | ☐ |
| P8 | Verstärken sich Ihre Probleme bei anspruchsvolleren Aktivitäten z.B. im Sport, beim Tanzen oder bei Hausarbeiten? | ☐ | ☐ | ☐ |
| E9 | Haben Sie wegen Ihrer Probleme Angst, das Haus ohne Begleitung zu verlassen? | ☐ | ☐ | ☐ |
| E10 | Sind Sie wegen Ihrer Probleme schon einmal in eine peinliche Situation geraten? | ☐ | ☐ | ☐ |
| P11 | Verstärken schnelle Kopfbewegungen Ihre Probleme? | ☐ | ☐ | ☐ |
| F12 | Meiden Sie die Höhe wegen Ihrer Probleme (zum Beispiel: Berge, Hochhaus, Leiter, Gerüst)? | ☐ | ☐ | ☐ |
| P13 | Verstärkten sich Ihre Probleme, wenn Sie sich im Bett drehen? | ☐ | ☐ | ☐ |
| F14 | Haben Sie wegen Ihrer Probleme Schwierigkeiten, anstrengende Haus- oder Gartenarbeit zu erledigen? | ☐ | ☐ | ☐ |
| E15 | Befürchten Sie, dass andere Leute wegen Ihrer Probleme denken, Sie seien betrunken? | ☐ | ☐ | ☐ |
| F16 | Haben Sie wegen Ihrer Probleme Schwierigkeiten, alleine spazieren zu gehen? | ☐ | ☐ | ☐ |
| P17 | Verstärken sich Ihre Probleme, wenn Sie auf einem Trottoir/ Bürgersteig gehen? | ☐ | ☐ | ☐ |
| E18 | Ist es wegen Ihrer Probleme schwierig für Sie, sich zu konzentrieren? | ☐ | ☐ | ☐ |
| F19 | Ist es wegen Ihrer Probleme für Sie schwierig, sich im Dunkeln in Ihrer Wohnung zu bewegen? | ☐ | ☐ | ☐ |
| E20 | Haben Sie wegen Ihrer Probleme Angst, alleine zu Hause zu bleiben? | ☐ | ☐ | ☐ |
| E21 | Fühlen Sie sich wegen Ihrer Probleme behindert/eingeschränkt? | ☐ | ☐ | ☐ |
| E22 | Belasten Ihre Probleme die Beziehung zu Familienmitgliedern oder Freunden? | ☐ | ☐ | ☐ |
| E23 | Fühlen Sie sich auf Grund Ihrer Probleme deprimiert? | ☐ | ☐ | ☐ |
| F24 | Werden Sie durch Ihre Probleme beeinträchtigt, Ihre Aufgaben im Beruf oder Haushalt wahrzunehmen? | ☐ | ☐ | ☐ |
| P25 | Verstärken sich Ihre Probleme, wenn Sie sich nach vorne beugen? | ☐ | ☐ | ☐ |

1. Ich habe viel Vertrauen in meine Fähigkeiten mich selbst zu heilen, wenn ich einmal krank werde.
2. Die Krankheit zu bewältigen hängt davon ab, wie ich es schaffe, mit meinem Problem fertig zu werden.
3. Wenn ich ein Gesundheitsproblem habe, bin ich normalerweise in der Lage, damit selbst umzugehen.
4. Ich habe über weite Strecken die Kontrolle darüber, ob oder ob ich nicht mit meinen Gesundheitsproblemen eine Lösung finde.
5. Wenn ich krank werde, ist es mein Verhalten, das bestimmt, wie schnell ich gesund werde.
6. Wenn ich krank werde, habe ich die Kraft, mich selbst wieder gesund zu fühlen.
7. Ich bin generell in der Lage, für meine Gesundheitsprobleme mit meinen Kräften zu sorgen.
8. Ich bin direkt verantwortlich für meine Besserung, wenn ich krank werde.
9. Die Krankheitsbewältigung hängt in aller Regel davon ab, was ich selbst tue.

## 3.6 Symptomorientierte Verhaltensanalyse

Basierend auf den ersten (bis zu fünf) Interviews gewonnen Informationen und der eigenen Einschätzung, dem geschilderten und dem erlebten Verhalten und ggf. unter Berücksichtigung fremdanamnestischer Hinweise kann – insbesondere für eine verhaltenstherapeutische Behandlung – ein Wirkmodell bzw. das SORKC-Schema nach Kanfer und Saslow (1965, Abbildung 15) als Grundlage für die Therapieplanung aufgestellt.

Das Symptom Schwindel wird unter R wie Reaktion quantitativ und qualitativ beschrieben. Die quantitative Beschreibung umfasst die Häufigkeit des Auftretens, die zeitliche Dauer und die unterschiedliche Intensität. Mit Hilfe einer numerischen Selbstratingskala kann der Patient Intensitätsunterschiede zwischen dem subjektiven Pol 0 bis hin zu 100 einstufen. Die Organismusvariable O wird medizinisch geprüft. Aber auch die für die Bewertung und die Erwartungshaltung und -angst wichtigen Kognitionen finden hier ihre Zuordnungsmöglichkeit.

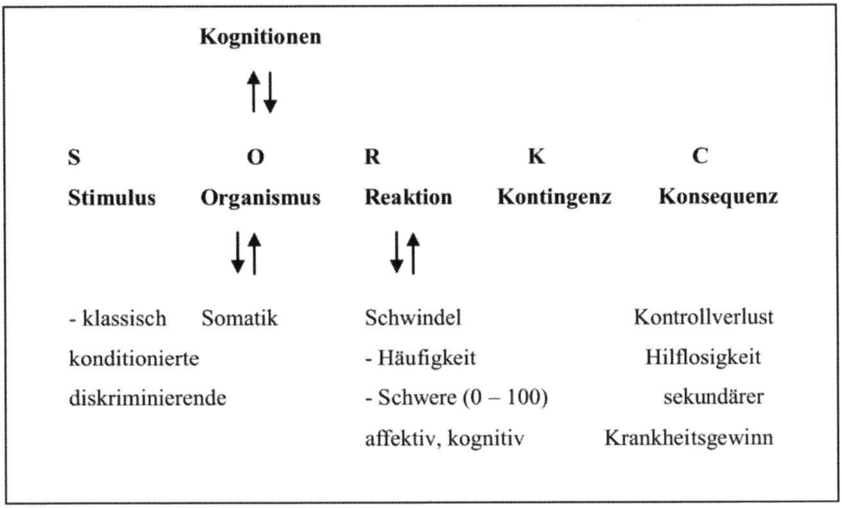


Abb. 15: Das „SORC-Schema" (nach Kanfer & Saslow, 1986)

Im nächsten Schritt wird geprüft, ob die Symptomatik in Abhängigkeit von bestimmten Stimuli (S) gehäuft auftritt und ob es sich dabei um auslösende Stimuli im Sinne der klassischen Konditionierung oder um diskriminative Stimuli im Sinne der operanten Konditionierung handelt. Weiter werden die unmittelbaren Konsequenzen (C) sowie deren Kontingents (K), d.h. die Regelmäßigkeit des Auftretens, erfragt.

Bei psychogenen Schwindelzuständen finden sich in der Regel zahlreiche situative Auslöser und Prozesse, die sich als klassische Konditionierungen mit zunehmender Reizgeneralisierung beschreiben lassen. Für die Aufrechterhaltung und Chronifizierung haben auch Prozesse der negativen Verstärkung, Ängste, ungünstige Kognitionen und das daraus resultierende Vermeidungsverhalten oft entscheidenden Einfluss, wie aus dem folgenden Fallbeispiel und den daran anschließenden Ausführungen ersichtlich wird.

Eine 25-jährige attraktive Patientin mit überdurchschnittlicher Intelligenz berichtete, dass sie unter extremer Unsicherheit und Schwindel in verschiedenen Situationen leide, besonders wenn sie im Zentrum der Aufmerksamkeit stehe. Sie verspüre dann starkes Herzklopfen und den großen Drang, die Situation sofort zu verlassen. Manchmal tue sich regelrecht der Boden vor ihr auf, und sie wünsche nichts sehnlicher, dann darin zu versinken. Dies mache ihr große Angst, da sie diese Situationen trotz allem Bemühn nicht vermeiden könne. Neuerdings müsse sie nach einer Beförderung, die sie gar nicht angestrebt habe, in ihrem Beruf oft Vorträge halten und Sitzungen leiten. Dabei könne sie sich diese Symptome nicht leisten.

Sie habe oft schon im Vorhinein Angst, bei der Ausübung ihrer Tätigkeit zu versagen, und schlafe dann schlecht. Am liebsten würde sie wieder vom Schreibtisch aus telefonisch oder per E-mail ihrer Aufgabe gerecht werden. Das traue sie sich aber auch nicht zu erbitten, da sie ihren Chef nicht enttäuschen wolle. Auch fürchte sie, von den anderen „schief" angesehen zu werden. Sie habe das Gefühl, dass alle ihre Unsicherheit bemerken.Im Gespräch wurden besonders Ängste vor negativer Beurteilung anderer und die Befürchtung, nicht akzeptiert zu werden, deutlich. So glaubte die Patientin auch im psychotherapeutischen Gespräch, ständig etwas falsch zu machen. Es fanden sich – vielfältig organmedizinisch abgesichert – keinerlei Anzeichen für organisch bedingte Gleichgewichtsstörungen.

Die Patientin ist das älteste von vier Kindern. Der Vater war „oberkorrekter" Beamter, die Mutter Hausfrau. Bis zum Schuleintritt (Geburt ihres ersten Geschwisters) verlief die Entwicklung unauffällig. Ihre Schwester sei dann Liebling der Mutter geworden und habe auch viel Aufmerksamkeit vom Vater erhalten. Meist sei der Vater aber beruflich unterwegs gewesen, und die Eltern hätten sich an den Wochenenden oft gestritten. Besonders einschneidend sei die Geburt des zweiten Geschwisters gewesen, da die Mutter kein weiteres Kind gewollt habe.

Zu der Zeit begann die Mutter, alkoholabhängig zu werden. Danach hätten Streit und ständige gegenseitige Vorwürfe das Familienklima bestimmt. Die Mutter habe in der Folge insbesondere die Patientin, aber auch die jüngeren Geschwister geschlagen. Unter Alkoholeinfluss habe sie Wiedergutmachungsversuche unternommen, die die Patientin zuerst verunsichert und später ärgerlich gemacht hätten, sie hätte dann Gefühle sowohl des Hasses als auch der Schuld der Mutter gegenüber entwickelt.

Als ältestes Kind habe sie unter der Alkoholabhängigkeit der Mutter am meisten gelitten, da sie sehr früh Verantwortung für den Haushalt und die jüngeren Geschwister übernehmen musste. Auch hätte sie sehr häufig Alkohol für die Mutter besorgen müssen, wofür sie sich sehr geschämt habe. Sie habe sehr häufig das Gefühl gehabt, in ihrer Familie stimme etwas nicht, habe sich sehr bemüht, Ordnung und Struktur zu schaffen und zu erhalten. Die verunsichernde Situation zu Hause habe ihr dann auch Schwierigkeiten bereitet, sich von der Familie, für deren Wohl sie sich verantwortlich fühlte, zu trennen. Sie sei sehr schüchtern gewesen und habe keinen guten Kontakt zu Gleichaltrigen gehabt. An ihre Schulzeit kann sie sich kaum erinnern, sie sei aber oft sehr traurig gewesen und habe keine Freude am Lernen empfunden. Ihre Leistungen seien sehr schlecht gewesen.

Mit 17 Jahren sei sie „irgendwie" von Zuhause ausgezogen und habe eine Arbeit begonnen. Eine längere Beziehung mit einem Mann habe sie nur einmal gehabt. Diese sei überwiegend durch Kampf gekennzeichnet gewesen. Sie stelle sehr hohe Ansprüche an den Partner. So lebte sie allein. Sozialkontakte habe sie hauptsächlich zu Frauen und über berufliche Bezüge.

*Krankheitsphänomene*

Die Patientin bezeichnet als aktuelles Hauptproblem, dass sie unter extremer Unsicherheit und Schwindel in Situationen leide, wenn sie im Zentrum der Aufmerksamkeit stehe. Sie verspüre dann starkes Herzklopfen und den starken Drang, die Situation sofort zu verlassen. Manchmal tue sich regelrecht der Boden vor ihr auf, und sie wünsche nichts sehnlicher, als zu versinken (s. Abildung 14). Dies mache ihr große Angst, da sie diese Situationen trotz allem nicht vermeiden könne. Die Krankheitsphänomene lassen sich auf den einzelnen Verhaltenskategorien wie folgt beschreiben:

*Kognitiv:*

- Grundannahmen von Unsicherheit und Hilflosigkeit.
- Unfähigkeitsannahmen: In Anforderungssituationen überwiegen selbstabwertende Kognitionen und die Annahme, unfähig zum Meistern der Aufgabe zu sein.
- Sich daraus ableitender automatischer Gedanke, wegen des Schwindels noch weniger fähig zu sein und sich „unmöglich" zu machen.

*Emotional:*

- Niedergeschlagenheit, Hilf- und Hoffnungslosigkeitsgefühle.
- Große Situationssangst und Zukunftsangst.

*Verhalten und Motorik:*

- Gehemmtes Aktivitätsniveau,
- Weitgehender sozialer Rückzug.
- Keine Kontakte, nicht entspannen können.

- Gesteigerte Erwartungsangst mit Schwindelgefühlen in bestimmten Situationen, Vermeidungs- und Rückzugsverhalten,

*Physiologisch:*
- Starkes Herzklopfen und den starken Drang bei öffentlichen Anforderungen, die Situation sofort zu verlassen
- Angst mit erhöhtem Arousal, Anspannung, Schwäche, Zittern, Schwindel.

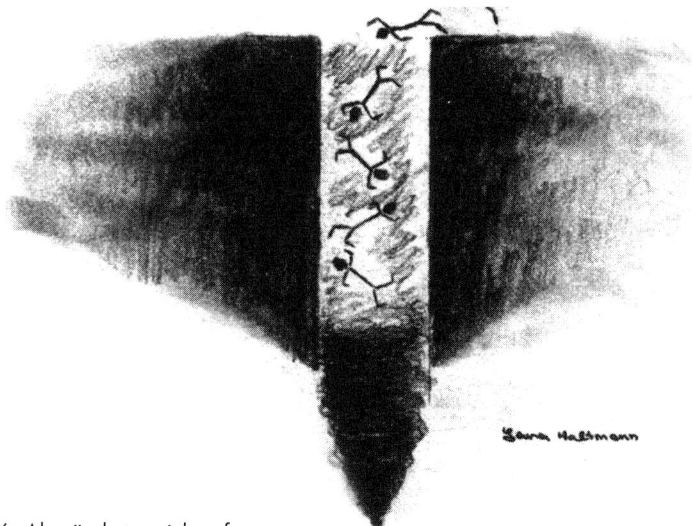

Abb. 16: Abgründe tun sich auf

*Makroanalyse*

Das hypothetische Bedingungsmodell geht von ungünstigen Bedingungen und traumatisierenden Ereignissen mit beschämenden Situationen in der Öffentlichkeit spätestens nach dem 5. Lebensjahr aus. Sie waren für die Patientin nach der Alkoholkrankheit der Mutter unangenehm, peinlich und teilweise mit Scham besetzt. Diese tiefe Grunderfahrung führte zu dem Wunsch, lieber unauffällig zu sein und sich lieber zu wünschen, dass sich der Boden auftut, als dass sie sich in diese Situation hineinbegibt.

Gleichzeitig hat sie in der Kombination mit der nicht verlässlichen Mutter und dem sehr strengen Vater nicht vermocht, Grenzen zu setzen und eigene Positionen zu beziehen, was zu einer mangelhaft ausgebildeten Konflikt- und Gefühlswahrnehmung und zu einem deutlichen Selbstwertverlust (gelernte Hilflosigkeit) geführt hat. So steht sie aktuell oft in dem unauflösbaren Konflikt, etwa die Erwartung des Vorgesetzten erfüllen zu wollen und gleichzeitig zu befürchten, dies nicht zu können. Zusammen mit der fehlenden Gefühlswahrnehmung bewirkt dies, dass die dabei sicherlich entscheidende Angstkomponente so nicht wahrgenommen werden kann und im und durch den Schwindel ersetzt wird.

*Genesemodell:* Bei organischer Unauffälligkeit sind lerngeschichtlich relevant die alkoholkranke Mutter (sowohl im Sinne eines Lernmodells als auch operanter Verstärkung des Sicherheit vermissenden Verhaltens des Kindes) und der fehlende Schutz des bis dahin idealisierten Vaters. Die Alkoholkrankheit der Mutter hat das Erlernen sozialer Fertigkeiten deutlich behindert und es konnte keine verlässliche weibliche Identifikation aufgebaut werden. Zudem musste die Patientin in ihrem 5. Lebensjahr den für sie nicht zuordnungsfähigen Wechsel der Wertschätzung ihres Vaters erleben. Die Patientin bildete dadurch schon früh Grundannahmen von Unsicherheit und Hilflosigkeit bei gleichzeitiger Unzuverlässigkeit und Unstetigkeit der Umgebungsbedingungen aus, die Selbstunsicherheit und ein schwindend-schwindelndes Beziehungsgeflecht erleben ließen.

*Bisherige dysfunktionale Bewältigungsstrategien:* Die Patientin machte sich klein und unauffällig, zeigte ihre Fähigkeiten unter Wert und hatte vor allem Angst vor männlichen Vorgesetzten. Das Bedingungsmodell geht davon aus, dass mit dem von ihr geforderten Auftreten in der Öffentlichkeit aversive Gefühle und die Gefahr der Beschämung und des Versagens assoziiert sind und massive Angst, Hilf- und Hoffnungslosigkeitsgefühle auslösen. Es wird darüber hinaus davon ausgegangen, dass die Symptombildung durch den Schwindel dysfunktionale Bewältigungsversuche nach sich ziehen, die die der Funktion haben, die bedrohliche Lebenssituation zu vermeiden.

### *Makroanalyse*

Die Auslösung des Schwindels (CR) wird als klassisch konditioniert angenommen. Die Konditionierung erfolgt in der bedrohlich erlebten Anforderungssituation in der „Öffentlichkeit“ (CS). Das Schwindelsymptom wird

**Auslösende Bedingung:**

Öffentliche Leistungsanforderungen
im Sinne eigenständigen Auftretens
und Selbstbehauptung.

↓

**Person O:**

Negative Annahmen
von Sicherheit, Selbstvertrauen und Verlässlichkeit
(mit Scham, Peinlichkeit und Versagensangst);
Grundannahme von Unfähigkeit und Hilflosigkeit,
sowie Selbstunsicherheit in konkreten Situationen.

↓

**Reaktionen:**

Öffentliche Auftritte sind mit Gefahr assoziiert und lösen
Angst, Versagens- Hilfs- und Schamgefühle,
sowie Flucht und Rückzug aus der Situation aus.

↓

**Symptombildung:**

Schwindel

↓

Aufrechterhaltende Konsequenzen:

$C^-$/: Vermeidung der Situation und der aversiven Gefühle
$C^+$: Kurzfristige Beruhigung, Gefühl von Kontrolle.

Abb.17: Makroanalyse – Auslösung und Aufrechterhaltung der sozialen Phobie

operant sowohl durch die Vermeidung der „Strafe" (C-/) wie durch Belohnung (C+:) in Form des Gefühls von Kontrolle verstärkt (s. Abbildung 17) .

*Verhaltensaktiva:* Die Patientin hat diese schwierigen Ausgangsbedingungen teilweise mit ihren hohen kognitiven Fähigkeiten und objektiven Erfolgen kompensiert, auch wenn sie das Gefühl hat, nicht wirklich selbst für das Erreichte verantwortlich zu sein.

*Mikroanalyse des Schwindels und Diagnose*

**S**: Der Schwindel tritt crecendoartig in öffentlichen Situationen mit Anforderungscharakter auf.

**O**: Ich traue mich nicht, ich will den Chef nicht enttäuschen. Ich fürchte mich, von den anderen „schief" angesehen zu werden. Ich habe das Gefühl, dass alle meine Unsicherheit bemerken – bei körperlich unauffälligen Gleichgewichtsverhältnissen.

**R**kogn.: Ich habe Angst zu versagen und den Erwartungen nicht gerecht werden zu können und ich werde andere, vor allem männliche Vorgesetzte, enttäuschen.

**R**emot.: Angst und Hilflosigkeit.

**R**phys.: Erhöhtes Arousal und Anspannung, Herzklopfen, Zittern, Schwindel.

**R**mot.: Vermeidet zunehmend.

**K**kurzfr.:

C-/ Angst, Hilflosigkeit und aversive physiologische Symptomatik werden geringer. Der Schwindel verschwindet nach einer Weile.

C+: Kurzfristige Beruhigung, Gefühl von Kontrolle.

**K**langfr.:

C+/: Ausgeprägter Verstärkerverlust (Mangel an selbstsicherem Verhalten, Entfaltung der vorhandenen Fähigkeiten, soziale Isolation) aufgrund von Rückzugs- und Vermeidungsverhalten, sowie Passivität im Alltag; langfristig zunehmender Kontrollverlust.

C-: Zunahme der Schwindelbeschwerden bei geringfügigeren Anforderungen; zunehmende Angst vor dem Schwindel.

Die *Diagnose* lautet: Soziale Phobie mit dem Hauptmerkmal der ausgeprägten und anhaltenden Angst vor sozialen Situationen oder Leistungssituationen.

*Neurosentheoretische Annäherung*

Aus psychodynamischer Sicht kann eine selbstunsichere und konfliktvermeidende Entwicklung vermutet werden, in der vielleicht mit dem Erleben von Zuwendung die ersten Jahren noch ausreichend Sicherheit

– wenngleich durch den zwanghaften Charakter des Vaters stark eingeschränkt – erbrachten. Spätestens seit der Alkoholkrankheit der Mutter, vielleicht aber schon ab dem Bewusstwerden der zweiten Schwangerschaft der Mutter, riss die empathische Zuwendung mit der Teilung der Zuwendung zu dem jüngeren Geschwister und wohl zunehmend dem Alkohol ab. So konnte die Patientin wohl nie eine ausreichende „bedingungslose" Empathie erleben, die sich zudem weiter – für sie nicht verständlich – als zunächst brüchig und dann als unberechenbar und nicht einschätzbar erwies, was die Patientin aber scham- und schuldhaft als „ihr Problem" erlebt. Eine Triangulierung konnte anscheinend nicht gelingen. wird, wobei der Vater entweder abwesend war oder mit der Mutter gestritten hat. Hingegen musste das Wohlwollen der Mutter erkauft werden mit dem schamhaft erlebten Besorgen des Alkohols bei früher Überverantwortung in der Familie für die Geschwister und die Mutter.

Es ist unserer Phantasie überlassen, was die Abwendung der Mutter zum Geschwister bedingt hat und wie die Schwester dies ihrerseits erlebt hat und ob bei der Mutter eine psychische Störung zu finden ist. Überlegt werden kann auch, was den Vater – möglicherweise über die Berufstätigkeit hinaus – auf häusliche Präsenz hat verzichten lassen.

Psychodynamisch kann vermutet werden, dass sich eine depressive Grundstruktur etablieren konnte, die bei hohen sozialen Fähigkeiten und großer Intelligenz trotz des Bemühens um Anerkennung und emotionale Zuwendung nur unsicher, nicht vorhersehbar und dann mit hoch ambivalenten Gefühlen aufrechterhalten werden musste.

Tiefenpsychologisch kann zur Erhärtung dieser ersten Arbeitshypothese die sog. „Gegenübertragung" genutzt werden, also die Gefühle, die der Patient beim Therapeuten auslöst. Hier zeigte sich beim Therapeuten eine traurig verzweifelte Grundstimmung bei einer sprachlos bemühten, wie gegen einen Wasserfall rudernden Patientin, die sich gefühlsmäßig immer wieder entfernte, ehe über die Sprache wieder eine Kontaktaufnahme möglich werden konnte. Die fehlende Konflikt- und Gefühlswahrnehmung und Selbstwertproblematik sowie das schon fast konversionsneurotische Ausdrucksgeschehen des Schwindels würde aus tiefenpsychologischer Sicht bei einer depressiv strukturierten Patientin als relevant angesehen werden (Fortsetzung im Abschnitt 4.7.8, S. 130 f).

# 4. Therapie bei psychogenen Schwindelzuständen

## 4.1 Psychotherapeutische Vorgehensweise und psychosomatische Medizin

Psychotherapie heißt, übersetzt aus dem Griechischen, „Begleitung der Seele". Nach den Regeln der Kunst durchgeführt ist Psychotherapie keineswegs etwas Beliebiges, auch nicht ein verlängertes ärztliches emphatisches Gespräch, sondern – wie Strotzka (1975) ausführt –

- ein bewusster und geplanter „interaktioneller" Prozess
- zur Beeinflussung von Verhaltensstörungen, die in einem Konsens (Patient und Therapeuten) für behandlungsbedürftig gehalten werden,
- mit psychologischen Mitteln,
- einem definierbaren Ziel (z.B. Symptomminderung),
- mittels lehrbarer Techniken.

Psychotherapeutische Maßnahmen beim Schwindel wirken am günstigsten nach einer medizinischen Aufklärung und Hinführung zur Psychotherapie (s. Abschnitte 3.1 und 3.2) in Kombination mit übenden Verfahren, allen voran einer angeleiteten Gleichgewichtstherapie. Wo sich psychotherapeutische und medizinische Ansätze vereinen, wird aus der Behandlung der Patienten im günstigen Fall ein psychosomatisches Vorgehen. Der Weg kann aber auch umgekehrt – somatopsychisch – gegangen werden, wenn sich damit die Akzeptanz beim Patienten erhöhen lässt. Darüber hinaus ermöglicht ein früheres psychosomatisches Vorgehen, dass psychische Beeinträchtigungen, die die Habituation behindern oder das Leiden erst hervorrufen, rechtzeitig fachgerecht psychotherapeutisch angegangen werden können.

Die psychosomatische Medizin umfasst ein durch ärztliche und psychologische Psychotherapeuten ausgeübtes Versorgungsgebiet, das Patienten mit somatischen, vor allem aber mit psychotherapeutischen Methoden betreut. Deren Beschwerden sind in der großen Mehrzahl psychosomatische Mischbilder mit einem zumindest bedeutsamen, meist überwiegenden somatischen Anteil. Das Aufgabengebiet umfasst die psychischen Erkrankungen, die überwiegend körperlich erlebt werden, sowie die psychischen Folgezustände schwerer und chronischer Krankheiten.

Das personenzentrierte Wesen der psychosomatischen Medizin, das sie im deutschsprachigen Raum charakterisierte, droht zu schwinden. In den wissenschaftlich tonangebenden Ländern heißt „Psychosomatik" kaum mehr als Psychophysiologie. Die Versorgungsaspekte werden dort u. a. als Liaison-Psychiatrie angesehen (Hoffmann & Hochapfel, 2004). Aber auch in Deutschland gibt es starke Bestrebungen, die Psychosomatik in die Psychiatrie einzubinden.

Gleichzeitig erleben Therapeuten, dass sie in wirtschaftlich ausgerichteten Psychotherapie- und Rehabilitationsbetrieben scheinbar austauschbar zum Funktionselement eines „wissenschaftlichen (wirtschaftlichen) Manuals" werden. Dies kann „dennoch" für viele Patienten wirksam werden, wenn sie zu einem der Manuale und dem daraus zugewiesenen Angebot passen. Unter „Tische und Bänke" fallen meist die in kein Manual passenden unwirtschaftlichen Patienten.

Eine Reihe von psychogenen Faktoren kann ein Schwindelleiden verstärken und eine Rückkehr zum Gleichgewicht verhindern. Dazu gehören Ängste, falsche (Eigen-) Annahmen über den Krankheitsverlauf und möglicherweise auch falsche oder falsch verstandene (therapeutische) Instruktionen. Wie Yardley et al. (2000, 2001) empirisch zeigen konnten, glauben viele Schwindelpatienten, dass der Schwindel einige negative Konsequenzen wie Umfallen, Unsicherheit und Kontrollverlust nach sich ziehe. Verstärkt wird dieser Glauben durch körperliches Schonverhalten, wodurch zentrale Adaptationsmechanismen ausgelassen werden, die durch entsprechendes Training in Gang gesetzt würden. So entsteht ein Circulus vitiosus aus dysfunktionalen Kognitionen, Ängsten und Schonverhalten, der womöglich zu einer Konservierung der Symptomatik führt.

Wie sich in einer Nachuntersuchung feststellen ließ, kann der Circulos vitiosus durch eine intensive Bearbeitung der Kognitionen mit Anleitung zum Gleichgewichtstraining signifikant reduziert werden. In einer Gruppe ohne Behandlung tritt hingegen keine automatische Reduktion dieser negativen Vorstellungen ein.

Es liegt in der Natur des Phänomens, dass psychogene Schwindelzustände den Betroffenen unklar, undurchsichtig und im Zweifel unglaublich bleiben können oder gar „müssen". Ein wichtiges Ziel ist es daher, mit den

Patienten ein Erklärungs- und Bedingungsmodell für die jeweilige Schwindelsymptomatik zu erarbeiten, das medizinische, psychologische und oft auch soziale Faktoren berücksichtigt. Auf dessen Grundlage läst sich erarbeiten, welche Maßnahmen in der Medizin, der Psychotherapie oder im Gleichgewichtstraining mit welcher Priorität angegangen werden. Ganz wesentlich sind die Fragen,

- welche Schwindelanteile – ggf. rezidivierend – organisch bedingt sind und vielleicht einer adäquaten Medikation bedürfen,
- welche Veränderungen tatsächlich psychogen erklärbar und therapierbar sind,
- wie die organische und psychotherapeutische Erfolgsaussicht ist,
- in welcher Reihenfolge welcher Schritt nötig ist und welche Unterstützung gebraucht wird.

Es stellt sich wahrscheinlich immer wieder ein psychosomatisches Mischbild dar: Die veränderbaren Faktoren müssen sowohl bei der organischen wie der psychotherapeutischen Medizin im Vordergrund stehen. Relevant ist, Zusammenhänge zwischen somatischen und psychischen Belastungen und sich negativ auswirkenden Erwartungsängsten zu erkennen und anzugehen. Im günstigsten Fall kann der Schwindel von der auslösenden Situation und der vegetativen Reaktion mit Angst und Depression befreit werden.

## 4.2 Entängstigende Aufklärung

Entängstigende Aufklärung sollte möglichst anschaulich, z.B. mit Schaubildern, erfolgen. Eine zusätzliche Vor- und Nachbereitung durch verständlich abgefasste Patientenratgeber kann nachhaltig unterstützen. Insbesondere bei psychogenen Schwindelerkrankungen sollte weniger das „nicht gefundene" und „eventuell pathologische" betont werden, sondern das „weiter vorhandene" und „funktionsfähige Gesunde".

Schon die Aufklärung über das mögliche Wirkgeschehen, über Konditionierungsvorgänge und Reizgeneralisierung kann angstvermindernde Effekte haben. So ist es für den Patienten hilfreich, wenn er versteht, warum nach einem ehemals körperlichen Schaden, z. B. nach einem Schädel-Hirn-Trauma oder einem Vestibularisausfall, noch ein Restschwindelzustand übrig bleiben oder warum sich bei einem Gleichgewichtsausfall oder nach wiederholten Menière-Anfällen ein „Dauerschwindel“ entwickeln kann. Dabei ist es durchaus wichtig, Erkrankungen aus der Vergangenheit von akuten Symptomen zu unterscheiden!!! Interventionen für vergangene Probleme können nicht die aktuellen Symptome verbessern. So ist es wichtig, dass Ärzte „klar bleiben“ und Doppelbotschaften („Sie haben nichts, ... aber nehmen sie dieses Medikament“) vermeiden sowie die Sicherheit vermitteln, dass für die Bewältigung des Schwindels eine gute Grundlage, etwa ein (weitgehend) intaktes Gleichgewichtsorgan oder zumindest ein zu verbesserndes Gleichgewichtssystem, vorhanden ist. Ungünstig und demotivierend sind verbal und nonverbal vermittelte Botschaften wie: „Stellen Sie sich nicht so an“.

Rief und Hiller (1998) haben Ärzten bei Somatisierungserkrankungen folgende Hilfestellungen vorgeschlagen:

- Bestätigen Sie die Glaubhaftigkeit der Beschwerden.
- Sprechen Sie frühzeitig an, dass die wahrscheinliche Ursache für die Beschwerden keine schwere Erkrankung ist, sondern eine Störung der Wahrnehmung von Körperprozessen, wie sie oftmals unter Belastung oder Stress vorkommt. Bieten Sie ggf. weitere Erklärungsmöglichkeiten an.
- Vermeiden Sie unnötige Wiederholungen von Untersuchungen.
- Vermeiden Sie Bagatelldiagnosen und Verhaltensweisen, die den Patienten in seiner organischen Sichtweise der Erkrankung verstärken können.
- Vereinbaren Sie feste Termine für Nachuntersuchungen. Versuchen Sie, den Patienten zu unterstützen, spontane Arztbesuche aber zu vermeiden.
- Motivieren Sie zu einer gesünderen Lebensführung, beugen Sie inadäquatem körperlichem Schonverhalten vor.
- Stellen Sie Rückfragen und lassen Sie den Patienten das Gespräch zusammenfassen, um Informationsverzerrung beim Patienten zu erkennen.

Die Ärzte sollen sich bei Problemen in der Therapie folgende Fragen stellen:

- Habe ich zu früh auf psychologische oder psychosomatische Modelle gedrängt?
- Habe ich Interventionen indiziert, ohne dass die motivationale Basis dafür geschaffen wurde?
- Kann es sein, dass mir noch wesentliche Informationen fehlen oder vom Patienten vorenthalten wurden (z.B. traumatische Erfahrungen, Rentenbegehren, Paarkonflikte und anderes)?

- Gibt es problematische Aspekte im Behandlungssetting (z. B. mehrere Behandler mit unterschiedlichen therapeutischen Botschaften, oder nicht koordinierte medizinische und psychotherapeutische Betreuung)?

In unserer Klinik haben wir unsere Menière-Patienten konkret angeleitet, selbst unterscheiden zu lernen, wie sich der meist reaktive psychogene Schwindel von einem leider jederzeit möglichen innenohrbedingten Schwindel unterscheidet. Dazu geben wir ihnen als Groborientierung einige Anhaltspunkte sowie ein Merkblatt mit auf den Weg (s. dazu Tabelle 5). Wir wollen die Patienten zum Handeln und Üben ermutigen.

Gelingt dies, anfangs möglicherweise auch nur in kleinen Schritten, lässt sich die Erwartungsangst wesentlich reduzieren und meistens damit auch schon das Schwindelgefühl.

Tab. 5: Anhaltspunkte zur Unterscheidung zwischen psychogenen Schwindel gegen einen innenohrbedingten Schwindel

| | | **Innenohrbedingter Schwindel – Anfall** | **Psychogener Schwindel Zustand** |
|---|---|---|---|
| **Erkennen aus Betroffenen-sicht** | Fixieren eines festen Gegenstandes | Nicht möglich | Möglich |
| | Heftiges Auftreten | Nicht möglich, führt zu (erneutem) Umfallen | Bessert das Schwindel – Erleben, führt zu mehr Standfestigkeit |
| | Vertraute Menschen | Ohne direkten Einfluss auf den Schwindel | Kann das Schwindel-Erleben deutlich bessern |
| **Ärztliche - Diagnostik** | Nystagmus | Vorhanden (Frenzelbrille) | Nicht vorhanden |
| | Beschreibung des Schwindels | Drehschwindel, der Raum bewegt sich um den Menschen | Vielfältig, dauerhaft, tagelang, immer... |
| | Audiogramm | Wiederholte Tieftonverluste und -schwankungen häufig | Ohne Änderung |
| | Wahrnehmung | Angst, Panik, Ohnmacht, Resignation ... | Angst und Panik meist im Vordergrund |

## 4.3 Gleichgewichtsrehabilitation mit Abbau von Vermeidungsstrategien

Um aus dem Zustand des Schwindels wieder „ins Lot zu kommen“, ist nicht nur eine gute organische Therapie des möglichen Schadens notwendig, sondern auch ein intensives Fördern und Fordern des gesamten Gleichgewichtssystems. Gefördert bzw. geschult werden sollen dabei auch die Körperwahrnehmung und insbesondere die Körpereigenfühler und Augen sowie auch die Zuversicht.

Solange keine relevanten psychischen Faktoren vorliegen, die den Fortschritt der Gleichgewichtstherapie hemmen, lassen sich schon bei „rein neurootologischem Vorgehen“ gute Erfolge dokumentieren (Meli et al., 2007). Dann ist es sogar möglich, selbst definitive Funktionsverluste durch die verbliebenen gesunden Anteile zu großen Teilen wieder auszugleichen. Tritt man dem Patienten mit einer positiven Grundhaltung entgegen, lassen sich bei einem günstigen Spontanverlauf oder auch durch Besserung der peripheren vestibulären Funktion oder durch eine zentrale vestibuläre Kompensation viele Formen ausgleichen, auch wenn objektiv vor allem für hochfrequente Kopfbeschleunigungen oft inkomplette Erholungen bleiben.

Damit diese Zuversicht auch sicher vermittelbar wird, sollen die wichtigsten Grundlagen kurz dargestellt werden.

### 4.3.1 Ziele und Methoden der zentralen Kompensation bei Gleichgewichtsausfällen

Lange Zeit hat man bei Gleichgewichtsausfällen und Schwindel darauf vertraut, dass sich schon „alles wieder einrenkt“. Inzwischen wird der aktiven und angeleiteten Rehabilitation des Gleichgewichts eine weitaus größere Bedeutung beigemessen. Dazu haben unter anderem Studien über die hohe Effektivität von Gleichgewichtsübungen beigetragen.

Die angestrebte sogenannte *zentrale Kompensation* ist dabei kein einheitlicher Vorgang, sondern erfasst unterschiedliche neuronale und strukturelle Mechanismen. Sie finden an unterschiedlichen Orten (vestibulo-spinal, vestibulo-okkulär) mit unterschiedlichem Zeitablauf und begrenzten Möglichkeiten statt und beinhalten

- eine zelluläre Erholung,
- eine spontane Wiederherstellung der zentralen Impulsrate,
- eine Gleichgewichtsadaptation und die Unterstützung von anderen Strategien,
- die Habituation.

Ziele der Rehabilitation des aus dem Lot gekommenen Gleichgewichts sind:
1. Verminderung des Schwindel(gefühls), insbesondere der (spezifischen) Gleichgewichtsstörung und der visuellen Instabilität (Oszilloskopien).
2. Verbesserung der Blickfunktion, um bei Kopfbewegungen klar zu sehen und fixieren zu können.
3. Verbesserung der Fähigkeit, das Gleichgewicht zu halten.
4. Verbesserung des Patienten über alle physikalischen Qualitäten mit Erhöhung des Aktivitätsniveaus.
5. Reduktion der sozialen Isolation.

Unerlässlich für die Zielerrechung ist, dass es sich um realistische und dem Patienten vermittelbare Ziele handelt.

Naturgemäß haben Patienten mit einer kleineren Behinderung bei einer frühzeitigen Therapie eine bessere Prognose als Patienten mit einer schwereren Schädigung bei einem verzögerten Therapiebeginn. Erfreulicherweise können Patienten mit einer zentralen vestibulären Minderfunktion ebenso eine Verbesserung zeigen wie Patienten mit einer peripheren Läsion, auch wenn sie in der Regel einen längeren Erholungsverlauf benötigen.

Die Abhängigkeit zum Lebensalter ist nicht eindeutig. Dennoch scheinen sich Patienten über 60 Jahre langsamer zu erholen als jüngere Patienten.

Vestibuläre Trainingsprogramme, erstmals von Cawthorne (1944) empfohlen, umfassen unter Berücksichtigung heutiger Kenntnisse der Vestibularisfunktion (Brandt, 2012; Hamann, 1988; Herdmann, 2000; Stoll, 2004):
- Willkürliche Augenbewegungen und Fixationen zur Verbesserung der gestörten Blickstabilisation.
- Aktive Kopfbewegung zur Neueichung des vestibulo-occulären Reflexes.
- Balance- und Zielbewegungen sowie Gehübungen zur Verbesserung der vestibulo-spinalen Haltungsregulation und Zielmotorik.

Um eine Verbesserung des Gleichgewichtssystems zu erreichen, sind irritierende Signale für das Gehirn die besten Stimuli. Dann ist das Gleichgewichtssystem gefordert, die irritierenden Signale auszugleichen und die Koordinaten des vestibulären Systems umzustellen. Deshalb müssen Gleichgewichtsübungen soweit gehen, dass subjektiv „Schwindel“ auftritt. Dazu scheinen Kopfbewegungen und visuelle Inputs gut geeignet zu sein. In diesem Sinne können bereits optokinetische Stimulationen das vestibuläre System animieren; noch effektiver sind Kombinationen einer Kopfbewegung mit einem visuellen Stimulus.

### 4.3.2 Das Prinzip der Übungsprogramme

Das Behandlungsrationale besteht darin, durch wiederholte Aktivierung von vestibulären und auch nicht vestibulären Mechanismen eine Gewöhnung oder Habituation auf zentraler Ebene zu erreichen. Die Hauptindikation zum Einsatz solcher Trainingsprogramme ist in der zentralen, nicht ausreichend kompensierten einseitigen vestibulären Störung zu sehen. Eine relative Indikation liegt auch bei zentral bedingten Störungen des Orientierungssystems vor.

Sinnvoll sind Trainingsprogramme, die die vestibulären Leistungen im weitesten Sinne trainieren (z.B. Waldlauf, Tischtennis spielen). Hofferberth (1994) beginnt das physikalische Trainingsprogramm schon beim noch liegenden Patienten, falls sich dieser nicht aufsetzen kann. Augen- und Kopfbewegungen werden entgegen dem vorhandenen Spontannystagmus oder Drehgefühl trainiert. Beim sitzenden Patienten werden diese Übungen wiederholt und zusätzlich besonders die Vorwärtsneigung und das Aufheben von Gegenständen vom Boden, beim stehenden Patienten zusätzlich der Wechsel vom Sitzen zum Stehen mit offenen und geschlossenen Augen geübt.

Bei fast allen Patienten können schon einfache Übungen weiterhelfen: Der Kopf wird wie beim „Nein-Sagen“ nach rechts und links hin und her oder wie beim „Ja-Sagen“ nach oben und unten gedreht. Darauf aufbauend sind zahlreiche Varianten möglich, wie z.B. mit geschlossenen Augen zu üben.

Die nächste Stufe, das Lauftraining, reicht vom einfachen Laufen, anfangs mit offenen, später mit geschlossenen Augen, über den Einbeinstand bis hin zum Seiltänzerblindgang. Regelmäßige sportliche Betätigung, bei der ein rascher Wechsel der Körperstellung erforderlich ist, schließt sich an. Für Hofferberth hat sich dabei das Tischtennis spielen bewährt. Eine andere, einfach durchzuführende Übung ist das Treten und Laufen auf einer weichen Matratze mit offenen, später geschlossenen Augen. In abgestufter Form werden dabei die optischen Afferenzen unterdrückt und die somatosensiblen Afferenzen vermindert.

Adaptation braucht Zeit. Eine vestibuläre Adaptation kann in Perioden von ein bis zwei Minuten stimuliert werden. Dazwischen kann und muss eine Lernpause möglich sein. Während dieser Zeit versucht das Gehirn, das irritierende Signal zu reduzieren. Ausführlich mit anschaulicher Illustration stellt dies Stoll (2004) dar. Ein in weiten Teilen überschneidendes Programm mit DVD-Illustration bieten Brandt, Dieterich und Strupp (2012), ein nicht ganz billiges, aber gutes Video „Neurophysiologisches Schwindeltraining" hat Biesinger (2004) hergestellt.

Bei dem einseitigen Gleichgewichtsausfall ist die Erholung das Produkt verschiedener Vorgänge:

- Restitution (Erholung) der peripheren vestibulären Funktion (häufig inkomplett).
- Substitution des Funktionsausfalls durch das kontralaterale (gegenüberliegende) vestibuläre System sowie durch somatosensorische Halspropriozeptoren und visuelle Afferenzen.
- Zentrale Kompensation des peripheren vestibulären Tonusverlustes. Eine Beeinflussung durch eine Veränderung der Empfindlichkeit der primären vestibulären Sinneszellen im Innenohr über die nach ipsi- und kontralateral verlaufenden efferenten Fasern des Nervus vestibularis soll dabei eine wesentliche Rolle spielen.

### 4.3.3 Wirksamkeit und Indikation der Trainings

Ein spezifisches Gleichgewichtstraining führt zur Verbesserung der zentralen vestibulären Kompensation. Dabei werden spezielle Übungen für das vestibuläre, somatosensorische und occulo-motorische System durchgeführt, um z. B. die Substitution der fehlenden vestibulären Information durch anderen Systeme zu fördern.

Die Wirksamkeit dieser Therapie wurde tierexperimentell und klinisch sowohl bei akuten Läsionen als auch bei chronischen Schädigungen nachgewiesen (Igarashi, 1986). Selbst bei einem bleibenden peripheren Defizit bilden sich alle statischen Defizite (ohne Kopfbewegungssymptome) wie Spontannystagmus, Schwindel und Fallneigung zurück. Das möglicherweise bleibende Defizit zeigt sich ggf. in Form dynamischer Funktionsstörungen: Bei raschen hochfrequenten Kopfbewegungen treten durch Insuffizienz des vestibulären-occulären Reflexes retinale Bildwanderungen und Oszillopsien auf. Bei einem beidseitigen bilateralen Gleichgewichtsausfall verbessert sich zwar der subjektive Umgang mit dem Gleichgewichtsausfall, nicht aber die objektive Befundlage (Herdman, 2000).

Gleichgewichtstherapie lohnt sich auch bei Migräne-Erkrankten mit dem Leitsymptom Schwindel, selbst wenn sowohl die Ausgangswerte wie die Endergebnisse schlechter sind als die der normalen „Schwindel-Vergleichsgruppe“. Auch bei M. Menière, der in Untersuchungen wegen seines intermittierenden Charakters oft explizit ausgeschlossen wird, lohnen sich intensive Gleichgewichtsübungen. Zwar erholt sich nach einem akuten Menière-Anfall das Gleichgewichtssystem in der Regel „von selbst“, das gilt aber nach häufigeren Anfällen nicht mehr unbedingt. Ein intensives Körpertraining hilft, die im Verlauf der Menière-Krankheit häufig festzustellenden Ausfälle im Gleichgewichtsnetzwerk wieder auszubessern und – nach Eingriffen am Gleichgewichtsapparat – die Kompensationszeit zu verkürzen (Whitney, Metzinger & Rossi, 2000).

Nun nutzt es allerdings nichts, die zum Teil exzellenten Übungen, die es in vielen Büchern, aber auch in Apotheken und in vielen Faltblättern gibt, den Schwindelpatienten einfach auszuhändigen. Auch die schönsten Übungen lassen sich nur selten alleine durchführen. Therapeutische Unterstützung und die Anleitung durch den Therapeuten sind nötig, sei es durch Gleichgewichtstherapeut, Psychotherapeut, Arzt oder Krankengymnast. Dies gilt insbesondere dann, wenn Angst die Übung und das notwendige Überschreiten von Grenzen verhindert oder depressive Stimmung oder gar Hoffnungslosigkeit das Üben erst gar nicht „in Gang kommen lässt“. Deshalb muss mit dem Patienten geklärt werden, welche Ziele erreichbar sind und welche Effekte die Übungen haben können. In Kliniken geschieht dies meist in der Teamzusammenarbeit, in der die genaue Verhaltensanalyse auch für das Gleichgewichtstraining eine wichtige Grundlage sein kann.

Gemeinsamkeiten zwischen Gleichgewichtstraining und der Verhaltenstherapie finden sich nach Beidel (2001) u.a. in

- der symptomorientierten Bearbeitung,
- der Exposition, um eine Habituation zu erreichen,
- der Bearbeitung der Kognitionen,
- direktem Handeln in situ,
- Lernen am Modell.

Gemeinsamkeiten zwischen dem Gleichgewichtstraining und den tiefenpsychologischen Verfahren finden sich in

- direktem Beistehen,
- Lernen am Modell,
- der Begleitung durch schwierige, für den Patienten nicht zugängliche, ihn verwirrende und unbewusste Prozesse, indem der Therapeut sowohl den Part des sicheren Gegenübers wie auch des haltenden, stützenden und begleitenden guten Objekts einnimmt.

### 4.3.4 Exkurs: Sturzprävention im Alter

Die wirkungsvollsten Präventionsprogramme zur Sturzprävention im Alter haben immer ein Kraft- und Balancetraining mit eingeschlossen. Auch Tai Chi-Übungen können im Alter helfen, die Balance zu trainieren und die Sturzrate zu mindern. Insbesondere bei älteren Menschen, bei denen sich die Möglichkeiten der Gleichgewichtsstörungen sowohl auf der somatischen wie der psychischen Seite erhöhen, sollte die häusliche Umgebung sicher gestaltet werden, um eine Sturzgefahr – mit und ohne Schwindel – zu vermindern (Walther et al., 2008). Hilfreich sind darüber hinaus:

- ein Balance- und Gehtraining,
- ein Muskelaufbautraining,
- Förderung sicheren Verhaltens,
- Prüfung der Sehleistung,
- eine kardiovaskuläre Abklärung mit entsprechender Behandlung sowie die Überprüfung sturzbegünstigenden Medikation.

Obwohl Hüftprotektoren keine Stürze verhindern können, hat deren Gebrauch zumindest bei Bewohnern von Alten- und Pflegeheimen zu einer deutlichen Senkung der Hüftfrakturrate geführt. Für diese Hochrisikogruppe ist daher die Verwendung von Hüftprotektoren zu empfehlen, wenn (!) eine entsprechende Schulung in deren Gebrauch sowohl bei den Bewohnern, den Angehörigen als auch beim Pflegepersonal erfolgt. Wichtig sind aktivierende Anleitungen. Aufklärung alleine reicht – auch bei den Älteren – meist nicht. (s. auch http://www.mags.nrw.de/08_PDF/002/sturzpraevention.pdf).

## 4.4 Kognitive, lerntheoretische und psychodynamische Therapieansätze: Überblick

*Kognitive und lerntheoretische Modelle* sind gut geeignet, die Faktoren zu beschreiben und zu bearbeiten, die den einmal in die Wahrnehmung getretenen Schwindel zum Leiden werden lassen können, und zu analysieren, was das Leiden aufrecht erhält. Sie konzentrieren sich auf die Verbesserung der Bewältigungsfertigkeiten durch

- eine Entkatastrophisierung der Symptomatik,
- die bewusste Aufmerksamkeitsumlenkung,
- den Erwerb von Copingfähigkeit (Ablenkung, positive Selbstverbalisierung),
- aktive Expositionen.

Ziele sind eine Unterstützung des Habituationsprozesses, eine Verringerung der psychischen Problematik und die Bearbeitung der psychischen Komorbidität.

Psychodynamische Psychotherapien verstehen seelische Erkrankungen als Folge von aktuellen Auslösern, Belastungen und Konflikten vor dem Hintergrund einer vorangegangenen Persönlichkeitsentwicklung. Deren „Abwehrmechanismen“ (seelische Regulationsmechanismen)reichen im Zusammenspiel von akuten Belastung und der bis dahin entwickelten Neurosenstruktur (ggf. Borderlinestruktur oder Persönlichkeitsstörung) nicht mehr aus; sie sind „ins Schwindeln“ geraten oder drohen zu „schwinden“. Ziel der psychodynamischen Ansätze kann sein, die im Leiden ausgedrückte, psychogene Not zu verstehen und zu bearbeiten. Das besondere Interesse liegt auf den bei dem Patienten ausgelösten Gefühlen und nonverbalen (nicht-sprachlichen) Botschaften, die dann im Therapiefortschritt diagnostisch und therapeutisch genutzt werden können. Dabei gehen Tiefenpsychologen davon aus, dass Veränderung Selbsterkenntnis braucht. Meist reicht diese allein aber nicht aus: Das Erkannte muss auch „durchgearbeitet" und in der Praxis angewandt bzw. eingeübt werden.

Erstaunlich mag erscheinen, dass sich schon Freud (1919) dafür ausgesprochen hat, Patienten mit Phobien, insbesondere Agoraphobien, „einer neuen Aktivität" auszusetzen, um die Bearbeitung der Angst überhaupt zu ermöglichen. In der Psychoanalyse wurde diese direkte Aufforderung zu einer aktiven, konfrontativen Angstexposition allerdings weitgehend übergangen, – zu(un)gunsten der Vorstellung, dass innerhalb einer langen Behandlung die Symptome sich langsam zurückbildeten, nie aber wirklich schwänden. Für eine Psychotherapie bei Schwindelpatienten – ob kognitions-, verhaltenstherapeutisch oder tiefenpsychologisch – muss meist erst dezidiert eine Arbeitsgrundlage und ein Arbeitsauftrag zwischen Patienten und Therapeuten erarbeitet werden. Dabei muss der Therapeut Kenntnisse und Verständnis für die organischen Anteile der Gleichgewichtsstörung haben und vermitteln können. Dies beinhaltet auch die ausführliche Information des Patienten über

- die Art der Störung und – soweit schon erkennbar – ihres psychosomatischen oder somatopsychischen Anteils,
- den psychologischen Hintergrund,
- den normalen Verlauf der Störung,
- die Art der Therapie (kurz bis mittelfristig mit Fokussierung auf Schwindelentstehung und Behandlung sowie die Heilungsaussichten).

Zu beachten ist, dass „der Schwindel" im Erleben des Patienten subjektiv stimmig und „nicht geschwindelt" Angst oder Depression „ersetzen" kann. So sollte man sich als Therapeut nicht „beschwindelt" fühlen, wenn der Patient zumindest im ersten Drittel der Therapie (und meist auch wieder im letzten Drittel) den körperlich erlebten Schwindel statt der Angst oder der Depression symptomatisch in der Vordergrund stellen „muss", auch wenn zunehmend beide, Patient und Therapeut, „wissen", dass es sich beim Schwindel um die Angst oder die Depression handelt. Der Therapeut sollte sich dann – trotz des Schwindels beim Patienten und der möglicherweise wahrgenommen Gegenübertragungsgefühle (oder: in der Therapeuten-Patienten Beziehung ausgelösten Gefühle) – durch Kenntnis der medizinischen und psychischen Grundlagen und Reflexion sicherer fühlen dürfen als der Patient. Diese Sicherheit muss der Therapeut dem Patienten – auch nonverbal – signalisieren können. Dem sollte sich eine gemeinsame Festlegung zu erarbeiteten Therapieziele anschließen. Es muss Übereinstimmung bestehen, dass die angebotene Psychotherapie zwar keinen Einfluss auf die neurophysiologische Schädigung hat, jedoch das Ausmaß der psychischen Belastung beeinflussen kann.

Schwindelpatienten gelten bei Psychotherapeuten eher als „schwierig" und können – in der Gegenübertragung" – nicht selten auch Unsicherheit und manchmal sogar Schwindel beim Therapeuten auslösen Sie erweisen sich aber nach unserer Erfahrung als „zugänglich" und überaus „dankbar", wenn die notwendige Motivation mit ihnen erarbeitet werden konnte und die einzelnen Faktoren, die zur Entstehung der beitragen, sorgfältig evaluiert und dem Veränderungsprozess zugeführt werden.

Für die tiefenpsychologische Behandlung des somatisierenden Anteils betonen Ermann (1987), Rudolf (2000) und Hoffmann (2008) die Notwendigkeit einer „aktiven, antwortenden" Gestaltung der therapeutischen Beziehung statt einer – sonst sinnvollen – Psychotherapiehaltung im Sinne eines aufdeckenden oder gar deutenden Vorgehens. Im Erstkontakt und in der initialen Phase der Therapie kommt dabei der Strukturierung der Begegnungssituation und der Angstminderung eine große Bedeutung zu. Zur angemessenen Handhabung der therapeutischen Beziehung mit diesen Patienten gehören:

- Annahme der Hilfserwartung, Auffangen des damit verbundenen Erwartungsdrucks.
- Vermeidung konfrontativer Deutungen, stattdessen empathisches Verstehen und stützend.
- Vorsicht beim Ansprechen affektiver Spannung in der Beziehung, und wenn dann möglichst mit der Verknüpfung einer entängstigenden und damit entlastenden kognitiven Zuordnung.

Hoffmann (2008) beschreibt das Vorgehen für die psychodynamische Therapie so:

- Der Patient muss sich immer in der Therapie orientieren können.
- Der Patient soll bestätigt und ermutigt werden.

- Wenn der Patient verzagt und resigniert, ist er auf das zu verweisen, was er kann und bereits gerade auch in der Therapie geleistet hat.

## 4.5 Kognitive Therapie

Die Arbeitsgrundlage einer kognitiven Therapie ist die Annahme, dass ungünstige Einstellungen oder kognitive Prozesse die individuelle Belastung moderieren. Sie können auf unterschiedlichen Ebenen die Belastung beeinflussen und einem Gewöhnungsprozess entgegen wirken.

Die Einführung des kognitiven Modells beginnt mit dem Erstgespräch, bei dem der Therapeut durch Nachfragen und explizite Formulierung die Wichtigkeit der Bewertung für das individuelle Erleben unterstreicht. Erst danach kann der Klient angeleitet werden, exemplarische Situationen zum Beispiel nach dem ABC-Schema, das von Albert Ellis (s. Beck 1995) in die kognitive Verhaltenstherapie eingeführt wurde, zu unterteilen. Das ABC-Schema beschreibt, wie Gedanken Gefühle beeinflussen:
(A) bedeutet acitvating events: das auslösende Ereignis,
(B) sind die beliefs: die Gedanken zum Ereignis und
(C) sind die consequence: Konsequenzen, die als Reaktion auf die Gedanken folgen (Gefühle und Verhalten).

Später hat Ellis das Schema um die Aspekte D und E ergänzt.
(D – disputation): Die Auseinandersetzen mit den irrationalen Gedanken und
(E – effect): Ersetzen der irrationale Gedanken durch rationale Gedanken

Mit Hilfe des von (Ellis) eingeführten ABC-Schemas (Abbildung 15) ist es möglich, wichtige kognitive Komponenten bei der Schwindelentstehung oder -aufrechterhaltung zu erkennen und – soweit möglich – zu verändern. Ein Teil der psychotherapeutischen Arbeit gilt *D, der Arbeit an den veränderbaren Gedanken, die zu E = veränderten Gefühle und Reaktionen* führen können. Beispiel:

(A) Ich will jemand besuchen und erlebe
(C) Schwindel.
(B) könnte sein: Wahrscheinlich schaffe ich es nicht, sicher wird mir wieder schwindlig

Als (D) könnte erarbeitet werden, dass der zweite Schritt gelingen kann, wenn der erste gemacht wird, was zu (E) einem erfolgreicheren Versuch führen kann.

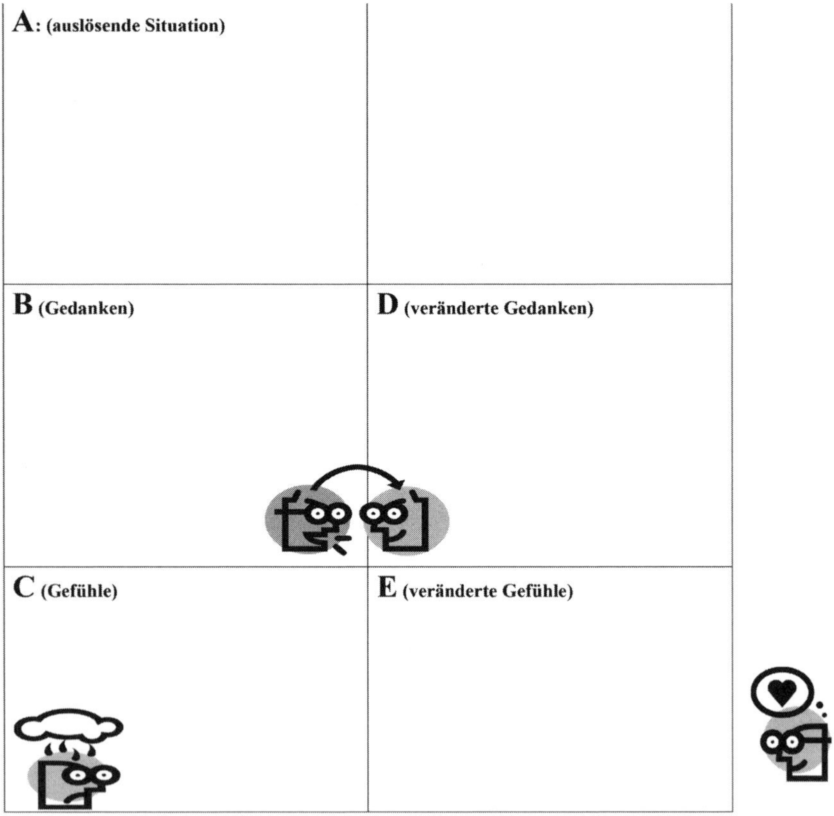


Abb. 18: ABC der Gefühle, DE der veränderten Gefühle

Die dysfunktionalen Gedanken müssen gesammelt und zuvor oft erst aktiv erfragt werden. Dies erfordert meist viel Mitarbeit des Therapeuten. Zu bearbeiten sind irrationale Bewertungen (z.B. absolute Forderungen) und

„systematische Denkfehler". Werden sie nicht hinterfragt, stehen sie sonst für den Patienten als Tatsache fest, obwohl sie relativierbar sind (siehe im einzelnen Beck, 1995; Reinecker, 1996; De Jong-Meyer, 2000).

Therapeutisch ist es sinnvoll mit einer Sammlung problematischer Situationen zu beginnen und sie thematisch zu bündeln, um dann die prototypische Auslösersituation herauszufinden. Erst dann werden die höheren Ebenen (Grundannahmen, kompensatorische Strategien) gemeinsam erarbeitet.

Wirth (2000) hat bei seinen Patienten mit Schwindel eine Vielzahl von Gedanken identifizieren können, die „den Schwindel" und die Angst verstärken. So berichten Patienten über ungünstige Gedanken wie:

- „Was werden die Leute von mir denken, wenn ich so schwanke?"
- „Vielleicht muss ich jetzt sterben!"
- „Ich habe das Gefühl, in meinem Kopf ist etwas kaputt gegangen!"
- „Bestimmt falle ich gleich hin und werde mich verletzen!"
- „Ich kann es nicht mehr aushalten mit diesem Schwindel!"
- „Der Schwindel hört nie auf!"
- „Diesen Schwindelanfall überstehe ich nicht!"
- „Ich werde aus der Bahn geworfen!"
- „Mir wird der Boden unter den Füßen weggezogen!"
- „Ich verliere den Halt in der Welt!"

Diese Gedanken entsprechen in weiten Teilen den Fragen, die Cohen und Kimball (2003) in der „Vertigo-Symptom-Scale" erheben, die sich in diesem Zusammenhang ergänzend hinzuziehen lässt. Das Erkennen dieser Kognitionen führt zum Verständnis der objektiv meist irrationalen Sorgen und Nöte des Patienten und ermöglicht deren „Durcharbeitung" sowie die Überprüfung der Realität. Dabei stellt Wirth (2000) – wenn möglich – dem Erarbeiten der Kognitionen eher beruhigende Gedanken gegenüber, wie:

- „Der Schwindel hört bestimmt bald wieder auf!"
- „Wenn ich die Augen auf einen bestimmen Punkt fixiere, kann ich den Schwindel (bei bestimmten Schwindelarten) zum Stillstand bringen!"
- „Ich versuche ganz ruhig zu sein und mich auf meinen Atem zu konzentrieren!"
- „Es ist „nur" mein Schwindel, sonst bin ich gesund!"

Das häufigste Gefühl, das Schwindelreaktionen begleitet, ist Angst. Konkret kann es die Angst sein, dass

- der Schwindel nicht mehr endet oder bald wiederkommt,
- einem während des Schwindels plötzlich übel wird und man erbrechen muss (was etwa beim M. Menière sehr real ist),
- etwas Schlimmes passiert,
- der Schwindel ein Anzeichen für eine noch nicht entdeckte bedrohliche Erkrankung ist.

Für die Habituation ungünstige Gefühle sind Hilflosigkeit, Wut und Trauer über das manchmal verlorene Gleichgewicht. Das Gefühl der Kontrolle und der Machbarkeit kann sich im Verlauf der Erkrankung deutlich bis hin zur erlebten Hilflosigkeit verändern. Die dann oft erst psychotherapeutisch zu erarbeitende Überzeugung, die Krankheit in den Griff bekommen und Einfluss auf den Verlauf nehmen zu können, hängt auch von der erfahrenen oder eben nicht erfahrenen therapeutischen Hilfestellung ab. Dabei kann sich die Überzeugung auf die Person beziehen, „der nicht zu helfen ist", oder auf die Krankheit, „die nicht zu heilen ist". Im ungünstigen Fall entwickelt sich daraus eine Haltung, bei der Patienten glauben, ganz vom Arzt oder „der Medizin" abhängig zu sein oder einem unbekannten Schicksal auf Wohl und Wehe ausgeliefert zu sein (doppelte Gesundheitsexternalisierung nach Wallston et al. 1978). Je geringer die Überzeugung wird, das eigene Leben selbst steuern zu können, desto eher verfällt der Betroffene in Angst und Depression. Zu diesem Ergebnis kam auch Wirth (2000); empirisch konnte es von Eckhardt-Henn, Steinhorst und Krauthauser (1997) bei 90 Patienten mit Schwindel verifiziert werden.

Zumeist reagieren die Patienten, die sich auf die Vorgehensweise der kognitiven Therapie eingelassen haben, positiv auf dieses Modell. Es schafft eine Struktur, die ihnen auch in neuen Situationen hilft, die auftretenden Gedanken, Gefühle und Verhaltensweisen zu ordnen. „Schwierig" wird es mit Patienten, die sich nicht konstruktiv auf diese Bewältigungsform einlassen können. Sind aber die Grundvoraussetzungen erfüllt und hat man sich einen Überblick über die vorhandenen Bewertungsmuster geschafft, so kann psychotherapeutisch damit begonnen werden, diese Annahmen zu hinterfragen und zu relativeren, sie einer Realitätstestung auszusetzen und möglicherweise auch zu verändern, um die Grundlagen des Leidens zu bearbeiten. Vor diesem

Schritt, so Svitak und Goebel (2001), müssen aber folgende Aspekte als Voraussetzungen für die weitere Arbeit geklärt sein:

1. Therapeut und Klient sind vom ABC-Modell überzeugt.
2. Der Klient wünscht eine Veränderung der dysfunktionalen Gedanken und ist von deren Veränderbarkeit überzeugt.
3. Die Veränderungsziele sind definiert worden.
4. Es besteht eine tragfähige therapeutische Beziehung.

Wenn diese Voraussetzungen erfüllt sind, kann es kaum noch schief gehen, es sei denn, wirklich somatische Faktoren (fortschreitende Organerkrankungen) stehen dem Fortschritt entgegen. Dann kann nach Ellis (1997) die Phase „der Disputation" mit der Gesprächstechnik des „Sokratischen Dialogs" folgen. Der Sokratische Dialog ist eine Gesprächshaltung, bei der der Therapeut in einer Haltung von Respekt und Anerkennung den Patienten durch gezielte Fragen unterstützt, die eigene Einstellung zu überdenken und ggf. zu verändern.

Die Disputation erfordert oftmals eine große Redundanz. Die Wiederholungen führen jedoch dazu, dass der Patient für dysfunktionale Gedanken sensibilisiert wird und die Technik des Infragestellens auf andere Probleme generalisieren kann. Günstige Fragen sind beispielsweise:

- „Hilft Ihnen dieser Gedanke, sich so zu fühlen wie sie möchten"?
- „Tragen die Gedanken dazu bei, mit dem Schwindel zurecht zu kommen?"
- „Können Sie sicher sein, dass der Gedanke so stimmt?"
- „Was spricht dafür oder dagegen?"
- „Sehen das die anderen Menschen auch so?"

Beim Einüben funktionaler Gedanken sind die Patienten oftmals erleichtert und glauben oft zu früh, die neuen Erkenntnisse reichten aus, um sich dauerhaft besser zu fühlen. Wichtig ist deshalb die Einübung und Anwendung auf die verschiedensten und vor allem alltäglichen Situationen, um eine Generalisierung des Erlernten zu erreichen und Rückfälle zu verhindern.

Im Verlauf der Disputation können besonders hilfreiche Sätze oder alternative Bewertungen gesammelt und ihre Wirkung im Sinne einer hilfreichen Selbstinstruktion erprobt werden. Solche Selbstinstruktionen sollten zur Nachhaltigkeit auch schriftlich gesichert werden:

- „Der Schwindel hört bestimmt bald wieder auf!"
- „Wenn ich die Augen auf einen bestimmen Punkt fixiere, kann ich den Schwindel (bei bestimmten Schwindelarten) zum Stillstand bringen!"
- „Ich versuche ganz ruhig zu sein und mich auf meinen Atem zu konzentrieren!"
- „Es ist ‚nur' mein Schwindel, sonst bin ich gesund!"

Zu beachten ist, dass der Schwindel bei Patienten mit M. Menière oder Migräne-Schwindel nicht mit der Zeit aufhört, sondern rezidivieren kann. Auch bei Patienten mit einer Multiplen Sklerose oder ernsthaften anderen neurologischen Erkrankungen kann schubweise und sehr organisch Schwindel auftreten.

Bei diesen Krankheitsbilder geht es eher um einen Umgang mit der Situation und eine möglichst gute Prävention für den möglichen Notfall oder gar eine Sturzprophylaxe. Beim davon manchmal schwer zu unterscheidenden reaktiven Schwindel im Rahmen eines M. Menières sind es gerade die Gedanken und die Gefühle, die den Schwindel aufrecht erhalten können.

Die Arbeit an den relevanten Kognitionen stellt in der Regel die Grundvoraussetzung dafür dar, dass sich der Patient in seinem Leiden aufgehoben fühlt. Zu möglichen Fehlerquellen gehören (nach Svitak & Goebel, 2001):
- die ungenügende Vermittlung des kognitiven Modells,
- die fehlende – wirkliche – Entscheidung des Patienten, sich auf dieses Modell dauerhaft einzulassen,
- reale negative Gedanken zu schnell umstrukturieren zu wollen,
- die Praxis von Therapeuten, zu dozieren statt zu explorieren.

## 4.6 Systematische Desensibilisierung

Ein pragmatischer, praktikabler und wirksamer Ansatz für die Behandlung des Schwindelerlebens und -verhaltens in senu und in situ ist der von J. D. Wolpe (1958) entwickelte verhalternstherapeutische Ansatz der systematischen Desensibilisierung. Das Therapierationale besteht aus einer gut vorbereiteten und unterstützten, gestuften Konfrontation mit den einzelnen angst- und schwindelauslösenden Reizen (konditionierte und generalisierte Stimuli), um auf diesem Weg eine schrittweise Habituierung der Angstreaktion erreichen zu können. Bei Schwindelerkrankungen lässt sich mit diesem Ansatz unendlich viel erlebte Sicherheit schaffen (Hasenbring, 1995; Reinecker, 2007).

Die Therapie zielt darauf ab, aktive Strategien der Bewältigung statt der Vermeidung stärkerer negativer emotionaler Reaktionen wie Angst, Ärger oder Gefühle von Überforderung auf der kognitiven und physiologischen Ebene zu vermitteln. Das Vorgehen gliedert sich in folgende Stufen:

1. Identifizierung möglichst vieler angstauslösender Reize mit unterschiedlichem Intensitätsgrad im Rahmen der Verhaltensanalyse.
2. Erstellung einer Hierarchie angstauslösender Reize.
3. Edukative Phase: Vorbereitung.
4. Übungsphase: Erlernung eines Entspannungsverfahrens.
5. Schrittweise Konfrontation des Patienten mit angstauslösenden Reizen unter Entspannung.

Sind die Auslöser und aufrechterhaltenden Bedingungen identifiziert (in der gezielten Anamnese und möglicherweise mit Hilfe der „Vertigo-Symptom-Scale") und hierarchisiert (etwa mit Hilfe einer visuellen Analogskala), wird die systematische Desensibilisierung in einer edukativen Phase vorbereitet: Mit der Vermittlung eines Modells psychophysischer Zusammenhänge sollen Möglichkeiten neuer und günstigerer Bewältigungsstrategien im Umgang mit heftigen Emotionen verdeutlicht und erlernt werden können. Eine zentrale Annahme ist, dass Verhalten und Erleben nicht nach einem „Alles-oder-Nichts-Prinzip" ablaufen, sondern in einer Abfolge von (idealtypisch) vier Phasen:

1. die Vorbereitung auf eine Stresssituation.
2. der Stressbedingung gegenüber stehen.
3. durch die Stressbedingungen möglicherweise überwältigt werden.
4. für die Auseinandersetzung mit dem Stressor belohnt werden.

Der edukativen Phase schließt sich die Übungsphase, das „ reine Einüben der Bewältigungsschritte", an: Dem Patienten sind Bewältigungsmöglichkeiten zu vermitteln, die anschließend in Form von „Trockenübungen" erprobt werden. Mit dem Patienten müssen die Bewältigungsformen, eventuell auch in Stresssituationen, erarbeitet werden, die „passend" erscheinen. Auf der kognitiven Ebene können es etwa die von Wirth formulierten „hilfreichen Gedanken zum Schwindel" sein oder das Einüben des Erkennungsmusters zum psychogenen versus innenohrbedingten Schwindel. Zur Beeinflussung der physiologischen Anspannung wird ein Entspannungstraining durchgeführt, vorzugsweise die *Progressive Muskelrelaxation nach Jacobson*. In vielen psychosomatischen Kliniken, aber teilweise auch in der ambulanten Versorgung, besteht die Möglichkeit, die Habituation durch ein körperorientiertes Verfahren wie Tai Chi oder Feldenkrais zu unterstützen. Aber auch Sportarten wie Tischtennis, Ballspiele oder gar Trampolinspringen sind hilfreich.

Die *Konfrontation* in der Vorstellung kann über detaillierte Instruktionen anhand visueller Darbietungen erfolgen. Dabei wird insbesondere der sogenannte „innere Dialog", d.h. Gedanken von inneren Bildern für die Aufschaukelung heftiger Emotionen, nutzbar gemacht. Die erlernten Bewältigungsformen sind schrittweise auszuprobieren – auch in ansonsten „Schwindelerregenden" Situationen. In der Regel sollte man mit den geringeren Reizen in der Hierarchie beginnen, wie mit der Erprobung in einem geschützten Rahmen, um gerade am Anfang positive Erfahrungen machen zu können, seien diese auch noch so klein. Dies geschieht entweder dadurch, dass die Stresssituation im Therapiesetting geübt wird oder dass im Alltag des Patienten Situationen mit geringem Schwierigkeitsgrad, Einschätzung von 0 bis 100, aufgesucht werden. Dabei soll die Anwendung der inzwischen erlernten muskulären und mentalen Entspannung antagonistisch gegen die Angst und das Schwindelgefühl eingesetzt werden können. Im Verlauf werden dann weiter Alltagssituationen mit höheren Schwierigkeitsgraden einbezogen. Der therapeutische Prozess sollte nicht enden, ehe für den Patienten wichtige, ganz konkrete Situationen erfolgreich erprobt wurden. Nur so kann gelernt werden, die schwindelauslösenden Situationen anders als mit Schwindel zu bewältigen.

Eine Videodokumentation zur individuellen Nacharbeit mit dem Patienten kann das Lernverhalten deutlich beschleunigen, da insbesondere für die kognitive Arbeit weit direktere, subkortikale Zugänge gewonnen werden können als allein über das Wort.

Methodentheoretisch hat Reinecker (2007, 280f.)) darauf hingewiesen, dass das in seiner Wirksamkeit gut evaluierte Konzept der systematischen Desensibilisierung in seinen Details und seiner Anordnung veränderbar ist, ohne dass seine Wirksamkeit beeinträchtigt wird. Diese „Flexibilität" werfe Fragen nach dem Theoriekonstrukt auf. Er sieht in seinem Konzept der „Konfrontation und Reaktionsverhinderung" eine mögliche „Weiterentwicklung", die vor allem eine theoretisch validere Grundlage habe. Konfrontation meine das Aussuchen einer vom Patienten gefürchteten, in diesem Fall mit „Schwindel" verbundenen Situation, womit das Vermeidungsverhalten angegangen wird. Reaktionsverhinderung bedeute, dass die dann befürchteten Erwartungen, ob unter Begleitung des Therapeuten oder Co-Therapeuten oder mit einem bis dahin zu lernenden Selbstmanagements, unterbleiben. Die wichtigste technische Regel sei, dass der Patient solange in einer belastenden Situation bleiben sollte, bis es zu einer deutlichen Reduktion der Angst und Unruhe – und eben auch des Schwindelerlebens – gekommen ist, was auch schon einmal 100 bis 120 Minuten dauern kann. Auf dieser Grundlage sind dann auch Methoden wie das „flooding" mit der dabei gewollten „Reizüberflutung" möglich, die vom Patienten ein hohes Maß an Motivation und Belastbarkeit verlangt.

Ich habe gute Erfahrung mit dem beschriebenen Vorgehen der „Systematischen Desensibilisierung" (und ihren Modifikationen) gemacht, wobei dies überwiegend im stationären Rahmen durchgeführt wurde. Wichtig erscheint bei allen sicher möglichen Modifikationen, die für den Patienten passen müssen, dass

- die Vermeidung angegangen wird,
- die Angst zumindest verringert wird,
- die kreisenden Gedanken gestoppt werden und
- in der Praxis neue, hilfreiche Erfahrungen gemacht werden können.

Im Falle der *Patientin mit sozialer Phobie* (s. Kapitel 3) war die Grundlage für die Therapie eine gute medizinische Abklärung, die der Patientin ihre Furcht nehmen konnte, organisch erkrankt zu sein. Darüber hinaus ging es aber auch um ein Verständnis der für sie bis dahin nicht verstehbaren emotionalen Qualitäten, die sie regelrecht „überflutet" hatten. Im weiteren Therapieverlauf war es dann wichtig, zielorientiert zu klären, inwieweit sie ihre tatsächlich vorhandenen Potentiale nutzen und dafür auch ein Stück Angst durchleben und durcharbeiten wollte. In diesem Sinne wurde nach der Aufstellung des oben dargestellten Bedingungsmodells und einer Mikro- und Makroanalyse eine – wie oben beschriebene – „klassische" systematische Desensibilisierung eingeleitet, bei der die Patientin am Ende die Situationen bewältigen sollte, in denen es ihr vorher schwindlig geworden war.

Darüber hinaus ging es in der therapeutischen Beziehung darum, ihre bisher ungünstigen Beziehungsgestaltungen korrigieren zu können. Dabei konnten ihre positiven Anteile und ihre Fähigkeiten so gespiegelt werden, dass daraus Selbstvertrauen erwachsen konnte. Schon im Laufe der ersten sechs Monate kam es zu Verbesserungen. Die weiteren Monate waren gekennzeichnet durch deutliche Fortschritte bei der Bewältigung der Angst im privaten wie beruflichen Alltag. Die Patientin war nunmehr in der Lage, kleine Vorträge zu halten.

Allerdings gab es auch Rückfälle, denn an die gesundende Patientin wurden auch neue Ansprüche formuliert: Nach einem Wechsel in der Chefposition teilte der neue Vorgesetzte zum einen sicher wohlmeinend in Anbetracht der vorhandenen Fähigkeiten der Patientin, zum anderen aber auch den Personalkürzungen und der damit einhergehenden Aufgabenkonzentration Rechnung tragend der Patientin weitere neue Tätigkeitsbereiche zu. Das führte dazu, dass erneut Symptome starker Angst, Unsicherheit, Herzklopfen, manchmal auch Schwindel auftraten. Bei aller Problematik konnte dieser Wechsel dennoch für einen weitgehend positiven Entwicklungsprozess therapeutisch genutzt werden: Die Patientin lernte allmählich, nicht jeden Rückschlag und nicht alle negativen – wiewohl sachlich begründeten – Rückmeldungen als persönliche Kränkung oder Aufdeckung ihrer Unsicherheit zu erleben.

## 4.7 Psychodynamische Therapieansätze

Als Arbeitsgrundlage des psychodynamischen Ansatzes gilt: Das Ausmaß des psychogenen Schwindels wird in relevanten Anteilen von unbewussten oder neurotisch fixierten Konflikten, einem Nachlassen der seelischen Regulationsmechanismen (Abwehrmechanismen) oder einer Überforderung (auch Traumatisierung) bestimmt. Meist findet sich in Konflikten in der Partnerschaft (Familie) oder am Arbeitsplatz ein relevanter Auslöser. Die konflikthaften Interaktionsmuster lassen sich als Übertragungs- und Gegenübertragungsphänomene diagnostisch und therapeutisch nutzen.

Für die tiefenpsychologische Behandlung speziell einer Somatisierungserkrankung hat Ermann (1987) einen zentralen Aspekt in der Beziehungsarbeit herausgearbeitet, den auch Küchenhoff und Ahrens (1997/2004) aufgegriffen haben. Dabei findet sich vieles an Strukturelementen des therapeutischen Vorgehens wieder, wie es Svitak, Rief und Goebel (2001) für die kognitive Arbeit beschrieben haben. Anders als bei dem sonst üblichen Behandlungsansatz sieht Ermann den Behandler nicht primär als Konfliktpartner bei der Inszenierung der Übertragungsneurose, sondern als stützendes und antwortendes Gegenüber. Dies ist erforderlich, da Patienten bei Somatisierungserkrankungen in der therapeutischen Beziehung ihre anhaltenden Entwicklungsmängel erneut erleben und darstellen.

So können Behandlungsphasen entstehen, in denen die Patienten ihre Eigenständigkeit aufgeben, Abhängigkeit erleben und den Kontakt zu den Therapeuten auf der Ebene der sprachlichen Erwachsenenkommunikation einschränken. Dies könnte vom Therapeuten als Stillstand in der Behandlung missverstanden werden, bei dem das Geschehen vorübergehend nicht mehr vom sprachlichen Dialog, sondern von der unmittelbaren gegenseitigen Anwesenheit in Form einer unsymmetrischen Objektbeziehung bestimmt wird.

### 4.7.1 Übertragungs- und Gegenübertragungsfallen

Im tiefenpsychologischen Verständnis wird dabei oft deutlich, dass Patienten mit einer Somatisierungsstörung bzw. mit psychovegetativen Störungen ein wohlwollendes Gegenüber mit einer eher aktiv-strukturierenden Verhaltensweise brauchen, um ihre Angsttoleranz zu festigen und auszubauen. Durch diese Art des speziellen Beziehungsangebotes ergeben sich zwei Gegenübertragungsfallen, die es möglichst zu vermeiden gilt:

- Zum einen kann es beim Therapeuten zu einer Aktivierung seines „kriminalistischen Spürsinns“ in dem Bemühen kommen, die psychischen Hintergründe oder den affektiven Gehalt der vorgetragenen Symptomatik zu beweisen (Sherlock-Holmes-Syndrom). Die Gefahr ist dann groß, wenn die Tendenz der Patienten zur körperlichen Klagsamkeit als Widerstand, nicht aber als Beziehungsangebot verstanden wird.
- Je nach Temperament des Therapeuten kann die körperbezogene Beharrlichkeit der Patienten bei ihm entweder zu Gleichgültigkeit, Überdruss und Aufgabe oder zur aggressiv-gereizten Gegenübertragungsablehnung führen.

Bei beiden Gegenübertragungsreaktionen ist besonders auf den Wiederholungsaspekt zu achten. Fast regelhaft finden sich eben solche Erfahrungen dieser Patienten bei den Begegnungen mit somatisch tätigen Ärzten, nicht selten aber auch in ihrer Biographie.

Eine weitere „Falle“ in der Gegenübertragung ist die Ansteckung mit den Ängsten des Patienten, vor allen Dingen von dessen Überzeugung, nicht wirklich belastbar zu sein (Hoffmann, 2008). Diese Gegenübertragungselemente zu erkennen und angemessen zu handhaben, schützt den Patienten vor einer weiteren Krankheitsodyssee und ist möglicherweise zugleich der Einstieg in die psychotherapeutische Aufarbeitung. Eine forcierte Abstinenzhaltung mit unsymmetrischer Kommunikation hingegen verunsichert und gefährdet das Arbeitsbündnis. Dies einschätzen zu können ist wichtig, weil in der Behandlung Entwicklungen oft mit besonderer Heftigkeit unter dem Schild von Körpersymptomen verlaufen können, für die die Patienten immer wieder somatische Ausschlussuntersuchungen oder diagnostische Eingriffe verlangen. Dies kann ein auf Psychotherapie angelegtes Arbeitsbündnis stark belasten. Dann kommt es darauf an, den Umgang mit den vom Patienten körperlich erlebten Signalen (Symptomen) auch als Ausdrucksform im therapeutischen Verlauf zu verstehen. Dies kann etwa der Zweifel oder eine Rückversicherung sein, möglicherweise aber auch das – unbewusste – Ausloten der Belastbarkeit des Therapeuten.

### 4.7.2 Klassische Stationen einer tiefenpsychologischen Bearbeitung

Die „klassische Stationen“ (Foki) einer „typischen“ tiefenpsychologischen Bearbeitung in seiner Beziehungsdynamik zwischen Therapeuten und Patienten hat Rudolf (1996) anschaulich beschrieben. Sie werden im Folgenden auf den Schwindel moduliert wiedergegeben.

*1. Fokus: Das Symptom und der – aussichtslose – Kampf gegen das Symptom*
Der Patient ist fixiert auf seinen Schwindel. Er schildert detailliert die Symptomatik, das durch sie hervorgerufene Leiden und seine Versuche, mit dem Leiden fertig zu werden. Seine Schilderungen füllen in der Regel zahlreiche Therapiestunden, in denen es die vornehmlichste Aufgabe des Therapeuten ist, den Patienten in seiner Situation anteilnehmend zu begleiten und darüber

eine therapeutische Beziehung überhaupt erst möglich zu machen. Enorm kontrastiert wird dies durch das meist hohe Zuwendungsbedürfnis des Patienten in seiner gequälten Not.

Dabei kommt es nicht selten – durchaus auch als Indikator für das Beziehungssystem im Rahmen der psychogenen Erkrankung – zu ärgerlich gefärbten unerwünschten (Gegenübertragungs-) Reaktionen. Dann fühlt sich der Patient oft zu Recht zurückgewiesen und weiter isoliert.

*2. Fokus: Die enttäuschenden Helfer*

Ausgehend von der Klage über den Schwindel verschiebt sich dann oft der Fokus des Patienten in Richtung auf die Behandlungsmaßnahmen durch Ärzte, Kliniken oder allen anderen Helfern einschließlich Psychotherapeuten. Dabei wechselt der Tenor oft von großer Hoffnung auf baldige Heilung auf die schmerzliche, wütende Enttäuschung über vergebliche Therapieversuche. Hier ist es schwierig, diese Berg- und Talfahrt von Hoffnung und Enttäuschung geschehen zu lassen, ohne aktiv und direktiv einzugreifen, zumal der Patient verständlicherweise vom Therapeuten immer wieder Ratschläge und Entscheidungshilfen fordert.

In dieser Phase ist es wichtig, die dabei enthaltenen Hoffnungen, aber auch die Zweifel sichtbar werden zu lassen. Im günstigen Fall lässt sich über dieses ständig sich wiederholende Geschehen allmählich eine Struktur des Erlebens und Verhaltens herausarbeiten und für den Patienten sichtbar machen.

*3. Fokus: Die enttäuschenden Angehörigen*

Das Thema der negativen Objekte, d.h. enttäuschenden Menschen, dehnt sich dann in der Regel von den hilflosen Behandlern auch auf Angehörige oder Mitmenschen aus. Nun tauchen oft nach längerer Behandlungsdauer – nach vorher anders lautenden Eigenbewertungen – erstmals „überraschend" erscheinende heftige Partnerschaftsprobleme oder soziale Schwierigkeiten auf, über die jetzt gesprochen werden kann. Der Fokus des negativen äußeren Objektes hat sich auf wichtige nahe stehende Personen verschoben.

Auch hier wechselt die Hoffnung mit der Enttäuschung, die Ratlosigkeit und Ambivalenz mit der Zuversicht. Dabei ist ein tiefenpsychologisches Verständnis hilfreich, das in den scheinbar unmenschlich werdenden schwierigen Beziehungs-„Objekten" die Projektionsfläche sieht, in dem alles unangenehme Böse und Gefährliche vermutet wird, dem man sich – konkret auch über die Steigerung des Symptoms – zur Wehr setzt.

*4. Fokus: Der enttäuschende Therapeut*

Einen oft kränkenden, aber unerlässlichen und wichtigen Schritt der Behandlung bedeutet es, wenn die Hoffnung auf das Gute, die Angst vor dem Bösen und die Enttäuschung auch am Therapeuten erlebt wird.

Dann ist das zentrale Thema in die therapeutische Beziehung gelangt, wobei insbesondere bei somatisierenden Patienten oft eine Erlaubnis dazu vom Therapeuten kommen muss, dieses Thema auch deutlich und aktiv anzusprechen.

*5. Fokus: Das hilflose Selbst*

Der Fokus des zentralen Beziehungsthemas hat sich

- vom Körperorgan,
- dem Schwindel
- über die medizinischen Behandlungsversuche und
- über die Angehörigen
- schließlich auf den Therapeuten verlagert.

Nun ist es in seiner Generalisierung sichtbar und spürbar geworden, so dass es auch vom Therapeuten angesprochen werden kann. Deutlich werden darf nun die erlebte Ohnmacht. Spürbar werden muss in dieser Phase die tragende Beziehung mit dem ehedem idealisierten und dann entwertenden Therapeuten, der sich als ein belastungsfähiges und realistisches Gegenüber erweisen muss.

Damit ist die Therapiephase der Integration erreicht. Jetzt darf es auch um die emotionale Verknüpfung von Erfahrungen gehen. Zunehmend können nun der Therapeut und der Patient ihre traditionellen Rollen in der Psychotherapie annehmen. Der Therapeut kann als der möglichst konstante, professionelle Begleiter bei einer schwierigen und schmerzhaften Selbsterforschung des Klienten sowie als der Mitwisser und Chronist von vielfältigen Lebensschwierigkeiten und von produktiven und destruktiven Lösungsphantasien in Erscheinung treten .

### 4.7.3 Grundkonzept, Prinzipien und Ziele einer psychodynamischen Kurzzeittherapie

Die psychodynamische Therapie als Kurzzeittherapie stellt eine „eigenständige Modifikation“ der psychoanalytischen Therapie und ihrer Konzepte des dynamischen Unbewussten, der Abwehr, der Übertragung und der Gegenübertragung dar. Fokussiert werden soll dabei die Beziehung im Hier und Jetzt, also in der Gegenwart und nicht in der Vergangenheit. Die psychodynamische Therapie ist stärker symptomorientiert und enthält ebenso übende wie auch supportive Elemente.

Wesentliches Therapieziel ist das Auflösen der assoziativen Verkoppelungen von symptomauslösenden Reizen und pathogen weiterführenden, verursachenden und aufrechterhaltenden Vorstellungen bewusster, aber – in Erweiterung der verhaltenstherapeutischen Ansätze – auch unbewusster Art. Hoffmann (2008) hat die *Grundzüge* einer psychodynamischen Therapie bei Angsterkrankungen in vier Schritten beschrieben, die hier für das Symptom Schwindels angepasst wurden:

1. Analyse der Symptomatik der angst- und schwindelauslösenden Situationen.
2. Klärung des Schwindels und der Schwindelauslösung und der zugrundeliegenden assoziativen Felder bzw. der Verbindung mit den bewussten und den unbewussten Phantasien des Patienten.
3. Aufdeckung und Bearbeitung der mit den assoziierten Feldern verbundenen unbewussten Konflikte.
4. Anwendung und Erprobung der Lösungsstrategien in situ.

Konkret muss der Therapeut folgende Fragen für die Behandlung verstehen:

1. Was macht den Patienten schwindlig?
    - in seinen organischen Anteilen,
    - in seinen erlebten, bewussten Anteilen,
    - in seinen unbewussten Anteilen.
    - Wovor hat er Angst?
2. Wenn er Schwindel hat, was macht er dann?
3. Was sind die ausgesprochenen und die vermuteten Wünsche?

Die auslösenden körperlichen psychischen und sozialen Reize können nach Hofmann vom Patienten direkt erfahren oder erfragt werden. Die Kenntnis des assoziativen Umfeldes bzw. der Verknüpfung mit unbewussten Konflikten können sich meistens erst im ersten Drittel der Behandlung deutlicher erschließen. Die Erkenntnis der pathologischen Angstabwehr, vor allem des Verstärker- und Vermeidungsverhaltens, verdeutlicht sich meisten im Hauptabschnitt der Behandlung beim Durcharbeiten. Eine Konzeptbildung über die strukturellen und der konflikthaften Anteile in der Erkrankung sollte am Beginn nach den ersten Vorgesprächen möglich sein.

Wie Svitak und Goebel (2001) für die kognitive Therapie betont Hoffmann (2008) für die psychodynamische Therapie, dass ein Konsens mit dem Patienten erarbeitet werden muss. Bei einem psychodynamischen Ansatz beinhaltet dieser Konsens auch, dass ein relevanter Teil der Schwindelsymptomatik als Ausdruck eines verfehlten Bewältigungsversuches unverarbeiteter Konflikte oder Defizite (Sinngebung) gesehen oder vermutet wird. Mit kognitiven und supportiven Maßnahmen gilt es, diese Konflikte oder Defizite – zumindest soweit sie im Hier und Jetzt relevant sind – zu erkennen und zu bearbeiten.

Die *Therapieprinzipien* einer psychodynamischen Kurzeittherapie bei Angsterkrankungen lassen sich nach Hoffmann (2008) folgendermaßen zusammenfassen:

- Analyse der auslösenden Assoziationen und ihrer Verbindungen mit dem unbewussten Vorstellungen.
- Förderung der Entwicklung alternativer Konfliktlösungsstrategien.
- Realitätskonfrontation (Ausphantasieren einer Katastrophe): Der Therapeut fordert den Patienten auf, die phantasierte bedrohliche Situation bis zum Ende weiter zu denken. (Tatsächlich passiert objektiv nichts Schlimmes, was der Mensch nicht bewältigen könnte).
- Aufforderung zur gesteuerten Konfrontation (Exposition) bei allen Phobien.
- Beachtung der möglichen unbewussten Attraktion des Symptoms – etwa als Rückzugsmöglichkeit oder Aufmerksamkeitsfokus.
- Beachtung der pathogenen Potenz des Vermeidungsverhaltens.

*Therapieziele* sind:

- Ich-Stärkung zur Verbesserung der Schwindelbewältigung.

- Förderung der Verinnerlichung des therapeutischen Prinzips, d.h. der Art und Weise der Problembehandlung und Lösung mit dem Therapeuten („Kompassfunktion“) im Sinne des tiefenpsychologischen Verständnisses: Verinnerlichung eines steuernden – sicheren und sichernden – Objektes.
- Klärung der auslösenden bewussten und unbewussten Assoziationen.
- Klärung der verursachenden Konflikte und Defizite, meistens in einer Reihe von Interventionen.

*Beispiele für Interventionen sind*:
- Konfliktzentrierte Intervention: Erst fühlen Sie sich erniedrigt, dann erleben Sie Gefühle von Ohnmacht und Schwindel
- Strukturbezogene Intervention: Sie fühlen sich erniedrigt, das Gefühl von Schwäche wird noch stärker, Ohnmachtsgefühle kommen hinzu, die Ohnmacht und der Schwindel finden eine scheinbar begründete Basis, sich auszubreiten.
- Schaffung eines subjektiven Sinngefüges: Eigentlich ist es nicht überraschend, dass Sie mit Ihrem so strengen Gewissen gerade dann den Boden unter den Füssen verlieren …

Psychoedukation und bestätigende Rückkoppelung als Techniken, die in allen Therapieformen eingesetzt werden, haben in der psychodynamischen Therapie das vorrangige Ziel, die Patienten soweit zu entlasten, dass sie sich auf die Abklärung der Dynamik der Angstanfälle einlassen können. Vorsicht ist aber geboten, wenn die Patienten sich „zu schnell“ auf die Therapien einlassen und dann für sich in eine neue Abhängigkeit geraten. Hier gilt es erst die entsprechende Vorarbeit zu leisten. Der Therapeut muss bei der Übertragungsarbeit professionell so wenig wertend wie möglich bleiben. Auch die unrealistischen Phantasien des Patienten über den Behandler sind ernst zu nehmen, da sie sich in den Verzerrungen realer Beziehung wiederholen.

Übertragungsbezüge im Hier und Jetzt sollten in den Interventionen hergestellt werden, sobald es produktiv erscheint. Ansonsten sollte die Übertragung nicht zu einem Fokus werden. Hingegen können anhaltend verschwiegene, aber intensive Übertragungsgefühle die angestrebte Reduzierung in Panikverhalten nachhaltig verhindern und müssen dann angemessen angesprochen und bearbeitet werden.

Nachdem klar ist, was beim Patienten Schwindel und Angst auslöst, kommt der Aufforderung zu einer selbstgesteuerten Angstexposition vorrangige Bedeutung zu. Deswegen ist wichtig,

- die Rolle der ängstlichen Erwartungen, die die Aktivität verhindert, sowie die Angst vor dem Schwindel und dem Schwindel in der Angst zu bearbeiten und
- über den Abwehrvorgang der Vermeidung und dessen aufrechterhaltende Funktion aufzuklären.

Die *Durchführung einer selbstgesteuerten Angstexposition* ist verbunden mit

- der *Aufforderung*, sich trotz der Angst und so gut wie möglich die bedrohliche Szene genau anzusehen (um so genau wie möglich zu sehen, was passiert);
- dem *Angebot*, in der folgenden Stunde darüber detailliert zu sprechen (um zu verstehen, was dahinter steckt);
- der Möglichkeit, in der *Phantasie* den Therapeuten mit in die Situation zu nehmen (Wahrung der Kautelen).

Dies entspricht in wichtigen Teilen den theoretischen Grundlagen der oben skizzierten Konfrontations- und Reaktionsverhinderung, wobei – anders als bei der systematischen Desensibilisierung – auf eine explizit angstantagonistische Vorbereitung mit einem Entspannungsverfahren verzichtet wird. Statt dessen wird dem bewussten Handeln die Priorität eingeräumt.

Die *Abschlussphase* der Behandlung kann eine Verstärkung der Gefühle beinhalten, verletzt und verlassen zu werden. Dieser Abschnitt der Therapie ist entscheidend für den Fortschritt des Patienten. Je kürzer der geplante Therapieabschnitt ist, desto eher muss die Abschlussphase antizipiert werden, allerdings auch nicht zu früh, damit sie ein Einlassen auf die gemeinsame, psychotherapeutische Arbeit nicht verhindert.

### 4.7.4 Psychodynamische Kurzzeittherapie bei Schwindel im Rahmen einer generalisierten Angststörung

Bei der Behandlung von Schwindel im Rahmen einer generalisierten Angststörung kommt der Internalisierung des mit dem Therapeuten erlernten Umgangs bei der Bewältigung der Symptomatik eine große Bedeutung zu. Relevant sind eine strukturierte Auseinandersetzung mit den Inhalten des Schwindels und der Versuch, deren Verknüpfung mit biographischen Abläufen und Interaktionen zu klären. Nach Bearbeitung der Inhalte sollten diese dann aber nicht ständig neu aufgegriffen werden, sondern auf das erzielte Verständnis und den aktuellen Bearbeitungsschritt – im Hier und Jetzt (Gegenwarts-Ich) – aufgebaut und verwiesen werden, so weit nicht doch zur Einübung und zur Sicherheit eine Wiederholung notwendig ist. Dennoch kann eine schlüssige Analyse der schwindelauslösenden Situation bei einer länger bestehenden Grunderkrankung schwierig, manchmal gar unmöglich sein. Deswegen muss sich die Aufmerksamkeit besonders auf die Bedingungen richten, die den Schwindel und Angst aufrecht erhalten.

Der Patient muss über die Rolle negativer Effekte in der Schwindelpathogenese informiert und aufgefordert werden, nach solchen Ausschau zu halten (Ärger und Wut macht Angst, Vermeidung macht Schwindel etc.). Die Möglichkeit einer unbewussten Attraktion durch den Schwindel muss beachtet werden.

*Zeitliche Struktur*:
Fünf Vorgespräche:

1. Psychodynamisches Erstgespräch.
2. Erhebung der für die Schwindelsymptomatik relevanten Daten.
3. und 4. Erarbeitung des spezifischen Beziehungskonfliktthemas, so (schon) ersichtlich.
5. Paktgespräch: Erläuterung des weiteren Vorgehens, einschließlich der Vereinbarung von Expositionen.
   - Äußerer Rahmen der Therapie
   - Regelung für evtl. Therapieabbrüche
   - Festlegung von Grundregeln (z. B. Sie können über alles sprechen).

*Sitzungsabfolge der 25 Stunden:*
(mit Anfangsphase: acht Sitzungen)
*1. Sitzung:* Fassung der Zielformulierung aus dem Patientenpakt = Formulierung von vorläufigen Zielen (wird fortgesetzt); Patient bestimmt das Thema der Stunde (Schwindel; Angst oder anderes); Therapeut versucht Zusammenhang zum zentralen Beziehungskonfliktthema herzustellen. Anlei-

tung zu selbstgesteuerten Exposition; Therapeut fertigt Kurzprotokoll an.
*2. Sitzung:* Das Sitzungsprotokoll der ersten Sitzung wird mit dem Patienten rekapituliert. Eswird überprüft, welcher Zusammenhang zur ersten Sitzung besteht. Erste Schritte zur Einleitung zu selbstgesteuerten Exposition. Die Arbeit am Konfliktthema könnte beginnen.
*3. bis 7. Sitzung:* Herstellen eines Zusammenhangs der Sitzung mit den vorausgegangenen anhand des Protokolls. Interventionen zum Zusammenhang mit der aktuellen Sitzung. Erfahrungen aus den Versuchen, Bemühungen, den noch nicht vollendeten Expositionen sowie die ersten – auch noch so kleinen – Erfolge der selbstgesteuerten Exposition werden besprochen. Das mögliche zentrale Beziehungsthema wird in den aktuellen Sitzungen, in der Biographie des Patienten und der Beziehung zum Therapeuten untersucht.
*8. Sitzung (Zwischenbilanz)*: Sind die festgelegten Ziele erreicht? Die Therapie wird nur solange fortgesetzt, bis die vorher festgesetzten Ziele erreicht sind, das kann auch vor der 25. Sitzung der Fall sein.
*9. bis 17. Sitzung (Mittlere Phase)*: Sicherheitssteigerung bei den Expositionen. Verfeinerung eines möglicherweise zentralen Konfliktthemas. Der Therapeut bezieht dieses auf die verschiedenen Beziehungen des Patienten und zeigt das verbindende Moment in seinem Auftreten auch in den Beziehungen zum Therapeuten.
*18. bis 23. Sitzung (Abschlussphase)*: In dieser Phase können Symptome durch den drohenden Verlust des Therapeuten wieder auftreten. Deshalb: rechtzeitige Antizipation des Themas von Verlust und Enttäuschung durch den Therapeuten. Hervorhebung wichtiger Beziehungsabschnitte („Meilensteine des Erreichten"). Anerkennung von erreichten Zielen. Erinnerung des Patienten an seine eigene Leistung für den Fortschritt. Realisierung, dass nicht alle Ziele erreicht werden können (das sollte schon früh ausgesprochen werden). Bei vorzeitigem drohenden Abbruch: Herausarbeitung der Selbstgefährdung des Patienten Bei Abbruch: Klärung in zusätzlichen Sitzungen, schon in der ersten Stunde zu vereinbaren. Wünsche nach weiteren Kontakt: Hinweis auf das Interesse an den weiteren Fortschreiten. Verweis auf Nachfolgetermine.

*Nachfolgetermine:*
*24. Sitzung:* 4 Wochen nach Therapie: Supervision des Therapeuten. Verstärkung der Besserung des Patienten. Verstärkung der Internalisierung des Therapeuten und seiner Arbeitsweise. Analyse von Rückfällen
*25. Sitzung:* 4 Wochen nach der 24. Sitzung

### 4.7.5 Konkretisierung einer Psychodynamische Kurzzeittherapie bei Schwindel im Rahmen von Panikstörungen ohne Agoraphobie

Hoffmann (2008) geht ebenso wie lerntheoretische Annahmen von der Annahme einer katastrophisierenden Fehlinterpretation von Lebensereignissen aus, bezieht aber unbewusste Konfigurationen mit gleicher Wertigkeit ein. Die Annahme eines Angstanfalles „aus heiterem Himmel" wird von den Patienten und dem DSM gestellt, treffe aber nicht zu.

Bei Patienten handele es sich – im Sinne der dynamischen Theoriebildung – bei der Verkennung der auslösenden Situationen um die Folge einer spezifischen Abwehr. So seien durchaus psychisch bedeutungsvolle Belastungsereignisse vor der Panikattacke erfassbar. Meist gehe es um Verlust oder Enttäuschung, im weiteren Sinne biographisch oft um bedrohte Beziehungen zu Bindungspersonen. Unterdrückter Ärger auf diese Person scheine dann eine Regelerscheinung zu sein. Die dem Betroffenen unbewussten Faktoren können sich verselbstständigen und sind dann – wie viele aufrechterhaltende Faktoren – lerntheoretisch erfass- und bearbeitbar.

Zeitliche Struktur wie bei generalisierter Angststörung (s. Abschnitt 4.7.4).):

*Phase 1: Behandlung der akuten Panik:* Voraussetzung für eine Psychodynamischen Therapie ist der (zu erzielende) Konsens, dass zur Reduzierung der Angstsymptome die Aufdeckung der unbewussten Bedeutung unverzichtbar ist.

Eingangsevaluation und frühe Behandlung:

- Erfassung der Bedingungen und Gefühle und das Einsetzen der Panik und ihres Umfeldes
- Erfassung der individuellen Bedeutung der Symptome
- Erfassung der Gefühle und des Inhalts der Panikepisoden

Psychodynamische Konflikte bei der Panikstörung:
1. Trennung und Unabhängigkeit
2. Wahrnehmung von Ärger, Umgang damit und Bewältigung eines angemessenen Ausdrucks
3. Sexuelle Erregung und ihre vermeintlichen Gefahren.

Erwartete Wirkung der Phase 1 der Behandlung:
- Entlastung der Paniksymptome
- Reduktion der agoraphoben Symptome

*Phase 2: Behandlung der Vulnerabilität der Panikanfälle.* Hoffmann (2008) unterstellt, „dass zur Reduzierung der Vulnerabilität für Panikanfälle die Kernmechanismen verstanden und verändert werden müssen." Dazu müssen diese Mechanismen zusammen mit dem Patienten im Laufe der Therapie identifiziert und durchgearbeitet werden. Dies geschieht oft anhand ihres Auftretens in der Übertragung im Hier und Jetzt (nicht in der Vergangenheit).

Erwartete Wirkung der Phase 2 der Behandlung.
- Verbesserung der sozialen Beziehungen
- Weniger konflikthaftes Erleben von Trennung, Angst und Sexualität (wohl aber Ärger und Aggression)
- Reduktion der Vulnerabilität für das Wiederauftreten von Panikanfällen.

*Phase 3: Abschluss*

Hoffmann (2008) geht davon aus, dass zum Ende dieses zeitlimitierten Behandlungsansatzes die Schwierigkeiten des Patienten mit Trennung und Unabhängigkeit erneut aufbrechen können. Das erlaube dann aber dem Patienten, diese Konflikte direkt an dem Therapeuten zu erleben. Dadurch werden zugrundeliegende Phantasien ansprechbar, verstehbar und weniger bedrohlich. Zeitlich setzt Hoffmann mindestens ein Drittel der Terminalphase für diese Reaktion auf das Therapieende an. Erhofft wird der Erwerb der neuen Fähigkeit, mit Trennung und Unabhängigkeit besser zurechtzukommen.

### 4.7.6 Konkretisierung für eine Psychodynamische Kurzzeittherapie bei Schwindel im Rahmen von Panikstörungen mit Agoraphobie

Die Grundzüge der Vorgehensweise entsprechen der Psychodynamische Kurzzeittherapie bei Schwindel im Rahmen einer generalisierten Angststörung (s. Abschntt 4.7.4). Wichtig ist eine gründliche Vorbereitung, die dem Patienten Krankheitswert, Behandlungsbedürftigkeit, Therapieprobleme und Therapieaussichten verdeutlicht. Der Analyse von schwindelauslösenden Situationen kommt bei der Panikstörung mit Agoraphobie besondere Bedeutung zu. Zu klären sind

1. das assoziative Umfeld der schwindelauslösenden Situationen, insbesondere die mit den unbewusst verbundenen negativen Affekten
2. das Ausmaß der Vermeidung
3. die Möglichkeit der Wahrnehmungsverweigerung: Bagatellisiert der Patient? Lenkt ab er? Bekommt er Angst und kann deswegen nicht mehr klar sehen und denken?

Bei Schwindel im Rahmen einer Panikstörung mit Agoraphobie kann der Therapeut zum Bedroher einer möglicherweise exklusiven Beziehung mit dem (bisherigen) sicherheitsgebenden ständigen Begleiter werden. Behandlungstechnisch ist es dann sinnvoll, den Begleiter zu den ersten Sitzungen mit einzuladen. Das kann beide Partner entlasten und die Kooperation fördern.

### 4.7.7 Konkretisierung für eine Psychodynamische Kurzzeittherapie bei Schwindel im Rahmen einer Sozialen Phobie

Die Grundzüge der Vorgehensweise entsprechen ebenfalss der Psychodynamische Kurzzeittherapie bei Schwindel im Rahmen einer generalisierten Angststörung (s. Abschntt 4.7.4). Unterschiede finden sich in den folgenden Prinzipien:

- Prinzip 1: Ausführliche Information am Beginn der Behandlung über die Art der Erkrankung bezüglich der Leitsymptomatik.
- Prinzip 2: Es kann hilfreich sein, den Affekt der Scham aktiv anzusprechen und diesen in seiner Bedeutung zu berücksichtigen.

- Prinzip 3: Konfrontation mit unrealistisch überhöhten Ansprüchen an sich und deren Zuschreibung an die anderen.
- Prinzip 4: Aufforderung zu einem aktiven Aufsuchen der schwindelmachenden Situation und Ermutigung, sich diese genau anzusehen.
- Prinzip 5: Etablierung des inneren Dialogs und anderer supportiver Maßnahmen, da viele Menschen mit sozialen Phobien in ihren sozialen Fertigkeiten tatsächlich defizitär sind.

### 4.7.8 Ein tiefenpsychologischer Therapieansatz für Schwindelanfälle in öffentlichen Situationen

Wie im Abschnitt 3.6 ausgeführt, bezeichnet die Patientin mit Schwindelanfällen im Rahmen einer sozialen Phobie als als ihr aktuelles Hauptproblem, dass sie unter extremer Unsicherheit und Schwindel in Situationen leide, wenn sie im Zentrum der Aufmerksamkeit stehe. Sie verspüre dann starkes Herzklopfen und den starken Drang, die Situation sofort zu verlassen. Manchmal tue sich regelrecht der Boden vor ihr auf, und sie wünsche nichts sehnlicher, als zu versinken.

Hätte die Patientin eine psychodynamische Therapie aufgesucht, wäre die Analyse und Durcharbeitung der auslösenden Situationen und ihre Verbindung mit den von der Patienten verdrängten Zusammenhängen ein wichtiger Bestandteil geworden. Dazu gehören die wieder reaktualisierten Gefühle „in der Öffentlichkeit“ etwa durch die Scham beim Alkoholkauf für die Mutter und das Erleben der schwindenden Verlässlichkeit der frühen Bindungen, bei denen sich durchaus – wie von der Patientin im Büro erlebt „der Boden auftun kann“. Ziel wäre u.a., Wiederholungen und Reinszenierungen vermindern oder bewusster angehen zu können.

Sollte dann überwiegend die somatoforme Abwehr im Vordergrund stehen, gälte es therapeutisch, die dabei körperlich angebotenen Zeichen als Beziehungs- und vor allem Bearbeitungsangebot zu werten und zu nutzen. Sollte sich der Schwindel überwiegend konversionsneurotisch zeigen, darf und muss er auch als solcher – mit entsprechender hilfreicher kognitiver Zuweisung – in seiner Rolle in der bisherigen Not und als Aufforderung zur Bewältigung gedeutet werden.

So wäre das Minimalziel, den Schwindel in seiner Bedeutung zu verstehen. Dadurch gäbe es die Möglichkeit, in den entsprechenden Situationen bewusst anders handeln zu können oder sich ebenso bewusst für eine andere Tätigkeit zu entscheiden. Dazu bedarf es der aktiven Förderung der vorhandenen Fähigkeiten der Patientin, die mit einer Realitätskonfrontation mit der „Bürosituation" und mit den Aufgaben für den Chef einhergehen muss – zunächst in der Vorstellung, anschließend gut vorbereitet auch in der Realität. Beachtet werden muss, dass das Symptom Schwindel auch eine Funktion haben kann, die trotz aller negativen Seiten möglicherweise dennoch schwer aufzugeben ist.

## 4.8 Schwindeltherapie im Rahmen von Depressionserkrankungen

Auch bei Schwindel im Rahmen von Depressionserkrankungen stehen körperliche Aktivitäten und aktive Betätigungen sowie das aktive Angehen des Vermeidungsverhaltens im Zentrum des therapeutischen Handels. Darauf aufbauend sind die Behandlungsansätze der kognitiven Verhaltenstherapie primär gegenwarts- und ressourcenorientiert mit wiederholtem Üben und reale Auseinandersetzungen mit emotional bedeutsamen Personen in der Gegenwart (Schauenburg & Zimmer, 2007). Dazu gehört die Anregung befriedigender und verstärkender Aktivitäten in kleinen Schritten, besonders bei motivationaler Hemmung, Passivität und dem Verlust der Genussfähigkeit.

Die Änderung von Kognitionen bzw. kognitiv-emotionaler Schemata ist dann indiziert, wenn verzerrte Wahrnehmungs- und Bewertungsmuster vorliegen, die sich in negativen automatischen Gedanken in der „kognitiven Triade" über sich selbst, über die Umwelt und Zukunft oder in depressionsfördernden Attributionen zeigen. Im weiteren Prozess der Therapie geht es darum, wie bei den Angsterkrankungen beschrieben auf formale Denkfehler in der Informationsverarbeitung aufmerksam zu werden und den darin enthaltenen Generalisierungen spezifischere Wahrnehmungen und Bewertungen entgegenzusetzen. Hierzu stehen in der kognitiven Verhaltenstherapie eine Vielzahl von Interventionen wie „Sokratischer Dialog", Differenzierung, Distanzierung, Disattribution, Reattribuierung, Realitätsteste u. a. jeweils mit ihrer problemspezifischen Indikation zu Verfügung (Beck et al., 1996). Diese kann – insbesondere im Konzept des „Phobischen Attackenschwindel“ (Brandt & Dietrich, 1986) – dazu diesen, eine realitätstüchtigere Wahrnehmung einzuleiten.

Die Erweiterung sozialer Fertigkeiten und damit die Förderung der Beziehungsfähigkeit ist ein weiteres wichtiges Element verhaltenstherapeutischer Depressionsbehandlung. Einbezogen werden können die Elemente der bzw. der „Konfrontation und Reaktionsverhinderung“. (Systematische Desensiblisierung)

Nach psychodynamischem Verständnis können Patienten depressiv erkranken, wenn „ihre kompromisshafte Bewältigung basaler Selbstunsicherheit (depressiver Grundkonflikt) unter bestimmten inneren bzw. äußeren Belastungen nicht mehr ausreicht und in eine psychophysiologische Hilflosigkeitsreaktion mündet (Schauenburg &Zimmer, 2007). Dies kann sich symptomatisch auch im Schwindelerleben äußern, wobei oft nur der Schwindel, nicht aber die dahinter stehende Depression erlebt wird.

Die Einbeziehung von Übertragungs- und Gegenübertragungskonstellationen erlaubt es, die damit einhergehenden Beziehungsmuster zu verstehen, zu bearbeiten und ggf. zu überwinden. Therapeuten erleben sich dann in der Gegenübertragung etwa so, wie die Patienten sich selbst erleben, nämlich überfordert und schuldig, oder aber sie gehen innerlich auf Abstand und reproduzieren damit die Umgebungsreaktionen, die die Patienten kennen. Therapiefoci sind oft ein „aufopfernder“ Altruismus, gehemmte Aggressivität und Wendung der Aggressivität gegen sich selbst, Kränkbarkeit, Selbstansprüche und Scham (Schauenburg & Zimmer, 2007).

„Fallen“ in der Beziehungsgestaltung liegen in der depressiven Hilflosigkeit des Patienten: Sie ruft Hilfsangebote, Beschwichtigungen und Aufmunterungen durch andere, auch Ärzte und Therapeuten hervor, die in Anbracht der Verkennung der Ursachen – zumindest alleine – nicht ausreichend wirksam sein können. Beim Patienten sind (erneute) Enttäuschung, Ratlosigkeit, Rückzug, „noch mehr Schwindel“ und Schuldgefühlen die Folge.

Schuldgefühle bei Therapeuten können durch zu „hektische Aktivitäten“, d.h. durch zu vorschnellem Wechsel der Therapiestrategie hervorgerufen werden,(statt die „kleinen“ Erfolge herauszuarbeiten. Verstärktes Bemühen statt gelassener Begleitung führt unweigerlich zu verstärktem Schulderleben beim Patienten. Hilfreich in der Therapie depressiver Patienten ist hingegen die Möglichkeit der Identifikation mit der zuverlässigen Zuversicht des Therapeuten.

## 4.9 Eine therapeutische Indikationsgruppe „Gleichgewicht und Schwindel": Konzeptionelle Ansätze und Ziele

Ohne Zweifel können in der Gruppe mehr Patienten gleichzeitig von einem therapeutischen Angebot profitieren als in der Einzeltherapie mit ihren oft langen Wartelisten. Im klinischen Rahmen sind Indikationsgruppen zu speziellen Symptomen meist Standard, sei es aus konzeptionellen Gründen oder aus ökonomischen, meist aus beiden. Eine Indikationsgruppe Schwindel hat inhaltlich den Vorteil für die Patienten, dass sich Gleichbetroffene austauschen können und sich trotz des (Symptom) Schwindels verstanden und aufgehoben fühlen. Sie stehen – oder schwinde(l)n – mit ihrem Problem nicht mehr alleine.

Aus psychodynamischer Sicht kann von Vorteil sein, dass sich das vom Patienten mitgebrachte Beziehungsgefüge in der Gruppe schneller real abbildet, als dies in der Einzeltherapie über eine kurze Zeit möglich sein kann. Das ist insbesondere dann bei Schwindelpatienten sinnvoll, wenn sich interaktionelle Konflikte als schwindelrelevant oder schwindelverstärkend erweisen.

Von Nachteil könnte erscheinen, dass sich die Einzelnen in der Gruppe im Symptom aufschaukeln oder – eher noch – herunterziehen, vor allem wenn starke regressive Tendenzen dominieren. Dies kommt aber erfahrungsgemäß eher selten vor. Schwieriger kann es da schon für die Psychohygiene des Therapeuten werden. Er darf zwar beim Patienten mit einem hohen Veränderungspotential rechnen, wird aber auch von den durch die Patienten ausgelösten Gefühle „mitgenommen" und unter Umständen dabei in seiner eigenen Sicherheit und damit auch Wirksamkeit beeinträchtigt.

Ideal ist sicherlich, wenn dem Psychotherapeuten z.B. ein mit dem Symptom vertrauter Arzt, ein Hör- und Gleichgewichtstherapeut und ein Bewegungstherapeut zur Seite stehen. Dies machte ein Vorgehen möglich, das bei den Schwindelpatienten „störungsspezifisch" mit Aktivierung, Sport und einer speziellen Gleichgewichtstherapie unterstützt werden konnten, eine Vorgehen, das im wesentlichen dem der Systematischen Desensibilisierung entspricht. Gesehen werden kann dann in erster Linie der Patient mit seinem Symptom und nicht das Symptom und sein Patient, auch wenn Einweiser und Patienten selbst eher ihr Symptom im Vordergrund sahen und dies – verständlicherweise – in der Klinik lassen wollten.

Von diesen speziellen Bedingungen kann man meist nur träumen. Realität ist, dass viele psychosomatische Rehabilitationskliniken nicht nur aus konzeptionellen Gründen, sondern oft auch notwendigerweise aus wirtschaftlichen Gründen schon lange mit Indikationsgruppen im Baukastenprinzip arbeiten, die aus Belegungsnotwendigkeiten vielfach „offen" gestaltet sind und dementsprechend flexibel sein müssen. Mit Tagessätzen um die 100 Euro und manchmal noch darunter müssen die Angebote „gebündelt" werden und einen möglichst hohen Effektivitätsgrad erzielen, wenn davon auch noch Zimmer, Essen und andere Anwendungen bezahlt werden müssen.

Wenn es eine solche Realität gibt, muss man ihr auch mit seinen Möglichkeiten Rechnung tragen. Geholfen hat mir persönlich bei meiner „Realitätsanpassung" das 2008 erschienene Angst-Manual. Darin führt S. O. Hoffmann aus, dass große Durchbrüche in der Behandlung schwerer somatischer Erkrankungen durch rigide Schematherapien erzielt wurden. „Erst als alle Behandler durch Leitlinien zum Stand der Kunst verpflichtet wurden, stiegen auch die Chancen der Patienten auf sachgerechte Behandlung." Für die Verhaltenstherapie zitiert er Schulte (1992), der belegen konnte, dass eine Schemabehandlung von phobischen Angststörungen erfolgreicher ist als eine stärker individualisierte Therapie – zumindest was die Rückbildung der Ängste angeht. Dies könnte– so Hoffmann – „für Phobiker durchaus im Vordergrund des Interesses stehen."

In der positiven Vorstellung, dass die Sicherheit des Therapeuten in der die Struktur seines Vorgehens beim Schwindel ihrer Patienten therapierelevant ist, soll die folgende Anleitung für ein Schwindelmanual dazu beitragen, die eigen Praxcis zu überprüfen und gegebenenfalls zu korrigieren. Der Vorschlag entspricht dem Erfahrungsschatz von 15 Jahren psychosomatischer Arbeit in einer Klinik, in der speziell Schwindel und vor allem bei über HNO und Hausärzte zugewiesenen Patienten behandelt wurden. Er orientiert sich an Manualen, wie sie in vielen psychosomatischen Kliniken und Rehakliniken, insbesondere für Angst und Depressionen, genutzt werden. Die Leitidee ist dabei, dass anhaltender Schwindel, sei er psychogen, reaktiv psychogen nach einer stattgehabten Organerkrankung und/oder Folge „objektiv" unvollständiger Habituation, meist aufrechterhalten wird durch:

1. unzureichendes Wissen (und oft daraus resultierenden),
2. dysfunktionalen Vorstellungen und Gedanken,

3. ungünstigen und veränderbaren Gefühlen,
4. Vermeidung bzw. Unterlassung von möglicher Handlung.

Die therapeutische Annahme ist, dass diese Schwindelformen bis zum Beweis des Gegenteils ein Verbesserungspotential aufweisen. Diese Annahme gilt nicht für bestimmte neurologische Erkrankungen mit zunehmender Destruktion zentraler Gleichgewichtsstrukturen, wobei auch hier oft ein noch eine Verbesserung im Umgang und etwa eine Sturzprophylaxe sinnvoll ist. Dementsprechend gilt es, dass Verbesserungspotential auszuloten und – oft unabhängig von der verursachenden Störung – die aufrechterhaltenden Faktoren anzugehen.

Da Angst, Somatisierungsstörungen und Depressionen die Hauptursachen für psychogen zu verstehende Schwindelzustände sind, fließen konzeptionelle Ansätze aus diesen Bereichen direkt mit ein und können je nach begleitendem Angebot der Klinik ausgelassen oder verstärkt eingesetzt werden. Mit Bedacht stellt bei der Titelwahl der Indikationsgruppe „Gleichgewicht und Schwindel" die Voranstellung des Gleichgewichtes vor dem Schwindel das Ziel und nicht die erlebte Beschwerde in den Vordergrund, ebenso wie es kein „Schwindel"-, sondern ein Gleichgewichtstraining geben sollte.

Die Ziele einer psychotherapeutischen Indikationsgruppe „Gleichgewicht und Schwindel" lassen sich folgendermaaßen zusammenfassen:
1. Motivation, das Veränderbare anzugehen.
2. Möglichkeiten der eigenen Einflussnahme auf das Gleichgewicht herauszuarbeiten.
3. Möglichkeiten, dysfunktionale Gedanken und ungünstigen Handlungen zu erkennen und zu verändern.
4. Möglichkeiten, Einstellungen von Ohnmacht und schwindendem Mut zu erkennen und zu verändern.
5. Vorbereiten, ggf. Durchführen und Einübungen von Expositionen.

Dabei steht im Fokus:
- die Vermittlung von Wissen um die Erkrankung (idealerweise durch kundige Ärzte oder durch das eigene, patientengerechte Fachwissen),
- eine kognitive Umstrukturierung mit Realitätsüberprüfung,
- die Bearbeitung des Vermeidungsverhalten und das Angehen der Bewältigung (Exposition),

- beim psychogenen Schwindel meist auch die Bearbeitung der interaktionellen Muster.

Im Rahmen eines klinischen Aufenthaltes sollte (muss) dies mit direkten Aktivitäten im Rahmen der Bewegungstherapie, am günstigsten in einem gezielten Gleichgewichtstraining verbunden werden.

Wir führen immer ein Entspannungsverfahren, die Progressiven Muskelrelaxation nach Jacobson (PMR) parallel zu diesem Vorgehen durch und werden unterstützt durch Aktivitäten im Sport.

Handouts für Patienten sowie Arbeitsblättern und -vorträge für die Therapeuten sind per E-Mail DrHSchaaf@t-online.de mit Kennwort „Sesam121öffne dich“ abrufbar.

## 4.10 Medikamente gegen Schwindel?

*Antivertiginosa*

Es gibt zahlreiche schwindelunterdrückende Medikamente (Antivertiginosa). Sinnvoll sind diese allerdings nur bei akuten, zeitlich begrenzten Schwindelattacken. Brandt (2012) sieht für Antivertiginosa vier Indikationen:

- akute Labyrinthstörungen (also auch im Anfall bei der Menièreschen Erkrankung),
- akute vestibularkernnahe Hirnstammläsionen,
- Patienten mit schwerer häufiger Schwindelattacke,
- Prävention der Bewegungskrankheit.

Antivertiginosa sind ungeeignet zur Dauerbehandlung des Schwindels! Sie sollten nicht länger als ein bis zwei Tage eingenommen werden, da sie dann den Kompensationsprozess des Gleichgewichtssystems hemmen. Speziell bei Somatisierungsstörungen und bei einem psychogenen Schwindel ist eine psychopharmakologische Therapie nicht indiziert. Es gibt auch keinerlei Wirksamkeitsnachweise dafür.

Eine symptomatische pharmakologische Therapie, z.B. die Gabe von Antivertiginosa, muss eher schon als Kunstfehler angesehen werden, weil die Patienten weiter auf eine organische Ursache fixiert werden und solche

Präparate abgesehen von vorübergehenden Placeboeffekten, völlig unwirksam sind, wenn es sich um einen somatoformen Schwindel handelt.

Bei besonderen Herausforderungen (etwa See- und Reisekrankheit) können Medikamente als Prophylaxe eingesetzt werden. Dies hat aber den Preis, dass ein Teil der zentralen Gleichgewichtsleistungen (Aufmerksamkeit, Integration der peripheren Informationen) abgeschwächt wird. Hinzukommen können Müdigkeit, Mundtrockenheit, möglicherweise auch verschwommenes Sehen und Harnverhalt. Bei Migräne-Attacken, die mit Schwindel einhergehen, kann bei entsprechender Anfallshäufigkeit eine Prophylaxe etwa mit spezifischem Einsatz von Betablockern sinnvoll sein.

Ansonsten gibt es zur Vorbeugung von „Schwindel“ bisher kein Medikament, das den Nachweis erbringen konnte, besser zu wirken als Placebo. Das gilt auch für „Betahistine“ und sogenannte „Durchblutungsmittel“ wie Ginkgo und Tebonin. Dennoch werden diese Mittel oft verordnet, wobei „die Gabe“ dem Arzt und dem Patienten das Gefühl gibt, immerhin „etwas getan zu haben“. Das Erfreulichste dabei dürfte noch sein, dass auch keine großartigen Nebenwirkungen zu erwarten sind. Wirksam ist wahrscheinlich die Tatsache, dass die Maßnahme Zuversicht und Hoffnung auslöst und schließlich dazu beiträgt, wieder selbst auf die Beine zu kommen.

„Wirklich“ wirksam sind Medikamente oder Medikamentkombinationen, die zur Abschwächung des Schwindels die Wachheit dämpfen. Die Dämpfung hilft dem Menschen, den Schwindel weniger wahrzunehmen, erschwert aber unter Umständen auch die wünschenswerte Bewältigung.

*Antidepressiva*

Stellen sich Angst- und/oder Depressionserkrankungen oder behandlungspflichtige psychiatrische Krankheitsbilder als wesentlich für das Schwindelleiden heraus, kann es sinnvoll sein, diese auch medikamentös zu behandeln. Verbindungen des Angstkreislaufs im limbischen System mit den zentralen Verarbeitungswegen können wohl die Schwelle für Impulse aus den Gleichgewichtsorganen erhöhen (Balaban, 2012). Das bedeutet, dass es auch aufgrund der Angstreaktion zur Minderung des Informationsflusses aus dem betroffenen Gleichgewichtsorgan kommen kann. Die dabei wirksamen Botenstoffe scheinen vornehmlich Serotonin oder seine Gegenspielern zu sein. So kann es auch diesem Grunde sinnvoll sein, an Antidepressiva zur Minderung dieses hemmenden Anteils zu denken (Staab, 2012).

Allerdings sollte dies nicht die erste Maßnahme sein und schon gar nicht die einzige bleiben. Für die Auswahl der Psychopharmaka sollte man selbstverständlich Fachkompetenz haben oder erwerben. Psychopharmaka sind „richtige Medikamente“ mit Wirkungen und teilweise ernsten Nebenwirkungen. Dazu zählt nicht nur die Suchtgefahr bei Barbituraten und Diazepamabkömmlingen, sondern auch evtl. Blutbildveränderungen, unter anderem bei Antidepressiva, sowie dysphorische Stimmungsänderung oder Antriebssteigerung, teilweise noch vor der erwünschten Stimmungsaufhellung, die dann eine eventuell eine erhöhte Suizidgefahr nach sich zieht.

Es ist sinnvoll, sich bei Angst- und Depressionsstörungen auf wenige Psychopharmaka zu beschränken, deren Wirkungsspektrum gut bekannt ist. Ebenso sollte man sich nicht scheuen, bei Problemen mit mangelnder Wirksamkeit, Unverträglichkeit oder bei Erkrankungen aus dem schizophrenen Formenkreis sowie bei bipolaren Störungen (manisch-depressiv) einen Facharzt für Psychiatrie hinzuziehen. Ein Facharzt kann bei der Auswahl der Antidepressiva neben der antidepressiven Wirkung verschiedene zusätzliche Wirkungsaspekte, z.B. schmerzreduzierende, angstlösende, schlafanstoßende oder antriebssteigernde Effekte nutzen. Zusätzlich kann er dafür Sorge tragen, dass sich je nach Risikospektrum des Patienten Nebenwirkungen möglichst vermindern lassen.

Bei dissoziativen und somatoformen Störungen ist eine psychopharmakologische Therapie *nicht* indiziert; auch ist deren Wirksamkeit nicht belegt (Dieterich & Eckhardt-Henn, 2004; Henningsen, 2002).

*Trizyklische Antidepressiva: klassisch – sedierend – schlafanstoßend*

In der Tinnitus-Klinik Arolsen nutzen wir hauptsächlich die altbewährten und kostengünstigen trizyklischen Antidepressiva wie Doxepin und Trimipramin (Seling, 2005). Diese haben einen schlafanstoßenden und eher sedierenen Effekt und sind vor allem bei Schlafstörungen indiziert.

Problematisch werden manchmal die anticholinergen Komponenten wie Mundtrockenheit, Obstipation, Harnverhalt bei Prostataerkrankung, orthostatische Dysregulation, Gewichtszunahme, erektile Funktionsstörungen, Erhöhung des Augeninnendrucks. Diese Nebenwirkungen werden als besonders unangenehm erlebt, sind aber meistens vorübergehender Natur und werden um so eher toleriert, je besser die Patienten darüber aufgeklärt sind. Relative Kontraindikationen für trizyklische Antidepressiva sind:

- AV-Überleitungsstörungen zweiten und dritten Grades.
- Prostatahyperthrophie.
- Erhöhter Augeninnendruck.

Kontrollen auf EKG- und Blutbildveränderungen sowie ggf. gesteigerte Krampfneigungen sollten regelmäßig durchgeführt werden. Angesprochen werden muss die Potenzierungsgefahr bei Alkohol. Bei einer Neueinstellung mit sedierenden Antidepressiva sollte in den ersten zwei bis drei Wochen das Autofahren möglichst vermieden werden.

Schlafanstoßend kann man mit 10 mg bis 25 mg, abends einsteigend, beginnen. Die mittlere antidepressive Dosierung beträgt 150 mg, etwa 3 x 50 mg über den Tag verteilt. Wichtig ist dann, auch eine tatsächliche Wirkdosis zu erreichen.

Antidepressiva entfalten in der Regel ihre Hauptwirkung mit einer Zeitverzögerung von zwei bis drei Wochen. Das unterscheidet sie von den Diazepamen und ist der Preis dafür, dass sie eben nicht abhängig machen.

*SSRIs: „modern" – antriebssteigernd – nicht müde machend*
Kommen aus oben genannten Gründen trizyklische Antidepressiva nicht in Frage, geben wir als Selektiv Serotonin Reuptake Inhibitor (SSRI), hauptsächlich Citalopram, wenn keine Schlafstörungen vorliegen und eher ein verbesserter Antrieb morgens erreicht werden soll. Citalopram kann wegen der geringen Wechselwirkungen mit anderen Pharmaka auch bei multimorbiden Patienten mit verschiedenen internistischen Pharmaka gegeben werden. Es verursacht am wenigsten Unruhe und Schlafstörungen.

Mögliche Nebenwirkungen sind bei den SSRIs Hyperhidrosis, Übelkeit, Schwindel, Unruhe, Schlafstörungen, Erbrechen, Tremor sowie Ejakulationsverzögerungen auftreten. Die mittlere Dosierung beträgt zwischen 10 mg (einsteigend) bis 40 mg morgens.

*Mirtazapin: antidepressiv – und schlafanstoßend*
Wenn das Medikament schlafanstoßend wirken soll und die klassischen Antidepressiva nicht in Frage kommen, kann als neueres Antidepressivum Mirtazapin eingesetzt werden. Es hat sowohl anxiolytische als auch sedierende Effekte wie einen relativ schnellen Wirkungseintritt. Neben sedierenden und anticholinergen Nebenwirkungen sind auch eine Appetit- und Gewichtszu-

nahme sowie Schwindel und ein Restless-Legs-Syndrom möglich. Die mittlere Dosierung beträgt zwischen 7,5 mg (einsteigend) über 15 und 30 mg bis zu 60 mg (abends).

*Lorazepam und andere suchtgefährdende „Beruhigungs- und Schlafmittel*
Nur wenn es bei Angst und Unruhe „ganz schnell gehen muss“, können direkte „Beruhigungs- und Schlafmittel“ erwogen werden. Dann ist bei Schlafstörungen ein Medikament wie Zopiclon® (Ximovan) aus der Gruppe der Benzodiazepin-Rezeptor-Agonisten wegen seiner geringeren Suchtgefährdung eher geeignet als ein Benzodiazepin oder Barbiturat. Bei „frei flottierender“ Angst hat Lorazepam (Tavor®) Expidet als Anxiolytikum vom Benzodiazepin-Typ einen guten Soforteffekt. Problematisch ist dabei, dass das Benzodiazepin ein hohes Suchtpotential hat und ein Vermeidungsverhalten unterstützt. Der Patient erlebt sofort, dass die Angst nach Einnahme des Medikamentes zurückgeht, genau so als vermeide er eine angstauslösende Situation

„Sicherer“ im Sinne der Vermeidung von Abhängigkeit ist es, Unruhe- und Erregungszustände, aber auch leichte Schlafstörungen mit Atosil® oder Dipiperon, zwei relativ gut verträglichen niederpotenten Neuroleptika, zu vermindern. Noch sicherer ist es, einen Fachkollegen hinzuziehen und mit ihm zusammen den Patienten zur (zusätzlichen) Psychotherapie zu motivieren.

## 4.11 Stationäre psychosomatische Behandlung und Krisenintervention

Eine stationäre psychosomatische Behandlung kann notwendig werden, wenn die ambulanten Behandlungsmöglichkeiten ausgeschöpft sind und/oder wenn es die psychogenen Anteilen wie z.B. bei depressiven Entwicklungen und Angsterkrankungen sehr hoch liegen. Der Vorteil einer stationären Behandlung ergibt sich aus der institutionalisierten Zusammenarbeit und Therapieabstimmung der verschiedenen Therapeuten – von den Ärzten und Psychotherapeuten bis zu den Bewegungstherapeuten. Indikationen für die stationäre Psychotherapie sind:

- Krankschreibungen über drei Monate hinaus oder bei Gefährdungen der Berufs- und Erwerbsfähigkeit,
- sechs Monate ambulante Psychotherapie ohne symptombezogene Besserung,
- die Herauslösung aus einem pathogenen Milieu, um die Voraussetzungen für eine potentiell erfolgversprechende Behandlung zu schaffen,
- Notwendigkeit eines fachübergreifenden, aber integrierten therapeutischen Vorgehens (z. B. eine eng abgestimmte medizinische und psychotherapeutische Behandlung; ein verbales und ein körperorientiertes Verfahren),
- Vorliegen einer erheblichen psychischen Komorbidität (z. B. Persönlichkeitsstörung) oder einer die somatoforme Störung komplizierenden körperlichen Erkrankung,
- Erkrankungen primär somatischer Genese (etwa M. Menière, Endolymphschwankungen, Vestibularisausfall), bei denen eine bis dahin kompensierte Situation oder eine relativ stabil kompensierte Persönlichkeitsstörung dekompensiert und zu psychischer bzw. psychosomatischer Destabilisierung und/oder zur Verstärkung der primär somatischen Symptomatik führt,
- Patienten mit schweren neurotischen oder Persönlichkeitsstörungen, die nicht in der Lage sind, im ambulanten Rahmen eine therapeutische Beziehung aufzunehmen und aufrechtzuerhalten,
- Patienten, die zu schwereren Formen des Agierens neigen und eines stabilen therapeutischen Rahmens bedürfen, der ambulant nicht aufrechtzuerhalten ist,
- Patienten, deren neurotische oder Persönlichkeitsstörung mit schwerwiegenden sozialen Folgeerscheinungen einhergeht, die des Rahmens einer psychosomatischen/psychotherapeutischen Klinik bedürfen, um unterbrochen werden zu können,
- eine akute Dekompensation neurotischer oder Persönlichkeitsstörungen, wobei die stationäre Behandlung im Sinne einer Krisenintervention die Fortführung einer bereits begonnenen ambulanten Behandlung oder den ersten Schritt dahin gewährleisten soll,
- wenn nur durch eine stationäre Therapie eine hinreichende Motivation für eine indizierte ambulante Psychotherapie erzielt werden kann.

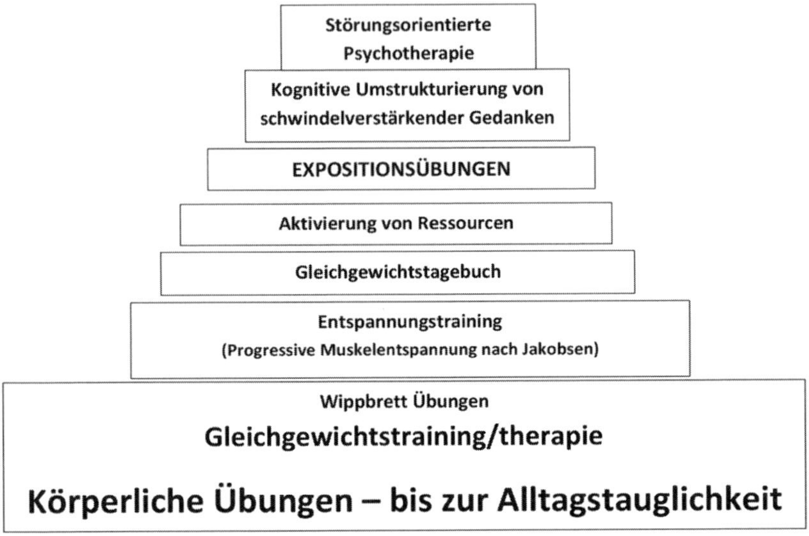
Störungsorientierte
Psychotherapie
Kognitive Umstrukturierung von
schwindelverstärkender Gedanken
EXPOSITIONSÜBUNGEN
Aktivierung von Ressourcen
Gleichgewichtstagebuch
Entspannungstraining
(Progressive Muskelentspannung nach Jakobsen)
Wippbrett Übungen
Gleichgewichtstraining/therapie
Körperliche Übungen – bis zur Alltagstauglichkeit

Abb. 19 Stufenweises Vorgehen beim Psychogenen Schwindel, von der körperlichen Basis bis zur kognitiven Bearbeitung und (weiterer) fachgerechter Psychotherapie

Die dabei angestrebten Ziele können wie folgt umrissen werden:

- Aufbau einer Behandlungsmotivation,
- Herstellung einer tragfähigen therapeutischen Beziehung,
- Vermittlung eines bio-psycho-sozialen Modells von Krankheit und Gesundheit,
- Wahrnehmung des Schwindels aktiv modifizieren,
- Behebung von Defiziten im Bereich der Regulation von Gefühlen (Alexithymie) und Bewältigungsverhalten (Coping),
- Analyse und ggf. Veränderung von Beziehungsgestaltung und Konfliktbewältigung,
- Bearbeitung unbewusster Konflikte: sekundärer Krankheitsgewinn bzw. Erarbeitung auslösender Faktoren und aufrechterhaltender Bedingungen,
- Verbesserung der Körperwahrnehmung und des Körpergefühles,
- Identifikation dysfunktionaler Gedanken und Schemata,
- Steigerung der sozialen Kompetenz zur Wahrnehmung und Durchsetzung eigener Wünsche und Bedürfnisse,
- Rückfallprophylaxe.

Möglich werden sollten dabei die 2012 von Tschan und Eckhardt-Henn evaluierten Stufen zur erneuten Standfestigkeit:

1. Körperliche Übungen, die für Alltagstauglichkeit benötigt werden
2. Gleichgewichtstraining, zum Beispiel auf einem „Wippbrett" und/oder entlang des „klassischen" Übungsablaufs von Cawthorne u. Friedmann (1969) und Cooksey (1946)
3. Entspannungstraining (PMR)
4. Tagebucharbeit
5. Expositionsübung
6. Kognitive Umstrukturierung der Schwindel verstärkenden Gedanken
7. Aktivierung von Ressourcen zur Verbesserung der Lebensqualität
8. Kritische Auseinandersetzung mit der Funktion des Schwindel, auch der für den Patienten unbewussten Anteile
9. Motivierung zur ambulanten Psychotherapie

Wegen der Genese ihrer Erkrankung können Schwindelpatienten sowohl aus psychogenen wie auch aus organischen Gründen das Problem haben, im *ambulanten Setting* möglicherweise ebenso wenig feste Termine einzuhalten, wie den dazu vereinbarten Ort aufsuchen zu können. Wenn dies öfters vorkommt, ist für diese Phase eine wichtige Bedingung für eine *stationäre Psychotherapie* erfüllt. So ist es in psychosomatischen Kliniken beim Fernbleiben (-müssen) von der Therapie nicht nur einfacher, sondern in aller Regel auch geboten, den Patienten zu kontaktieren und ihn ggf. auch aufzusuchen, wenn er „wegen des Schwindels" nicht teilnehmen kann.

Gerade dies ist die Chance, mit dem Patienten herauszufinden, ob eine ängstliche oder depressive Einschränkung das Schwindelgefühl bedingt oder ob – etwa bei Morbus Menière – nun tatsächlich auch ein real organischer Anfall vorliegt, der dann entweder ärztlich oder schon im Selbstmanagement versorgt werden kann.

Aus unserer Erfahrung ist es gerade dann am günstigsten, mit dem Patienten entlang vorher vereinbarter Kriterien durch den und mit dem Schwindel zu arbeiten, um aus der bisher erlebten Vermeidungssituation herauszukommen und reale Schritte miteinander machen zu können. Dabei sind wir uns in der Klinik dann auch einig, dass Psychotherapie auch darin bestehen kann, gemeinsam mit dem Patienten Stück für Stück gegen den Schwindel über den Gang zu gehen und den Aktionsradius zu erweitern, um viel erlebte Sicherheit nicht nur in sensu und im Rollenspiel, sondern in situ zu erarbeiten. So kann auch bei lang anhaltendem Schwindels eine Therapie, die auf neurootologischer und psychotherapeutischer Kompetenz im Verstehen und im Handeln aufbauen kann, erfolgreich sein (Schaaf & Hesse, 2015/2016). Die dafür notwendige Therapie ist strukturell und personell aufwendig, aber für die Patienten lohnend.

## 4.12 Begutachtung und berufliche Reintegration

Die folgenden „Anhaltspunkte für die ärztliche Gutachtertätigkeit im sozialen Entschädigungsrecht nach dem Schwerbehindertengesetz" bei Schwindelerkrankungen beziehen sich auf einen „Auszug aus dem Buch des Bundesministeriums für Arbeits- und Sozialordnung", Ausgabe November 1996.

*Gleichgewichtsstörungen*
Gleichgewichtsstörungen – ohne wesentliche Folgen: 0–10 %, das heißt:

- beschwerdefrei, allenfalls besteht ein Gefühl der Unsicherheit bei alltäglichen Belastungen (z. B. Gehen, Bücken, Aufrichten, Kopfdrehen, leichte Arbeiten in wechselnder Körperhaltung);
- leichte Unsicherheit, geringe Schwindelerscheinung (Schwanken) bei höheren Belastungen (z. B. Heben von Lasten, Gehen im Dunkeln, abrupte Körperbewegung);
- stärkere Unsicherheit mit Schwindelerscheinungen (Fallneigung, Ziehen nach einer Seite) erst bei außergewöhnlichen Belastungen (z. B. Stehen und Gehen auf Gerüsten, sportliche Übungen mit leichten Körperbewegungen);
- keine nennenswerten Abweichungen bei den Geh- und Stehversuchen.

Gleichgewichtsstörungen – mit leichten Folgen: 20 %, das heißt:

- leichte Unsicherheit, geringe Schwindelerscheinungen wie Schwanken, Stolpern, Ausfallschritte bei alltäglichen Belastungen;
- starke Unsicherheit mit Schwindelerscheinungen bei höheren Belastungen;

- leichte Abweichungen bei Geh- und Stehversuchen erst auf höherer Belastungsstufe.

Gleichgewichtsstörungen – mit mittelgradigen Folgen: 30 – 40 %, das heißt:
- stärkere Unsicherheit, Schwindelerscheinungen mit Fallneigung bereits bei alltäglichen Belastungen;
- heftiger Schwindel (mit vegetativen Erscheinungen, gelegentlich Übelkeit, Erbrechen) bei höheren und außergewöhnlichen Belastungen;
- deutliche Abweichungen bei den Geh- und Stehversuchen bereits auf niedriger Belastungsstufe.

Gleichgewichtsstörungen – mit schweren Folgen: 50 –70 %, das heißt:
- heftiger Schwindel, erhebliche Unsicherheit und Schwierigkeiten bereits beim Gehen und Stehen im Hellen und anderen alltäglichen Belastungen;
- teilweise Gehhilfe erforderlich;
- bei Unfähigkeit, ohne Unterstützung zu gehen oder zu stehen.

*Die Menière-Krankheit*
Menière-Anfälle, die 1- bis 2-mal pro Jahr auftreten, werden mit einer Minderung der Erwerbsfähigkeit (MdE) von 0 bis 10 % bewertet. Häufigere Anfälle werden – je nach Schweregrad – mit einer MdE von 20 bis 40 % und schwere Anfälle mehrmals pro Monat mit einer MdE von 50 % bewertet.

Zum Vergleich:
- wöchentliche epileptische Anfälle werden bei 90 – 100 % eingestuft.
- 1 – 2 Anfälle pro Jahr: 0 – 10 %
- Häufigere Anfälle je nach Schweregrad: 20 – 40 %
- Mehrmals monatlich schwere Anfälle: 50 %

Der „ausgebrannte“ oder ausgeschaltete M. Menière ohne Schwindelanfälle wird den obigen Gleichgewichtsstörungen gleichgesetzt. Bleibende Hörstörung und Ohrgeräusche (Tinnitus) sind zusätzlich zu bewerten!

*Neurosen, Persönlichkeitsstörungen, Folgen psychischer Traumen*
Bei Neurosen und Persönlichkeitsstörungen liegt folgende Einteilung vor:
Leichtere psychovegetative oder psychische Störungen: 0-20%
Stärker behindernde Störungen

- mit wesentlicher Einschränkung der Erlebnis- und Gestaltungsfähigkeit (z.B. ausgeprägtere depressive, hypochondrische, asthenische oder phobische Störungen, somatoforme Störungen): 30 – 40 %
- mit mittelgradigen sozialen Anpassungsschwierigkeiten: 0–70 %
- mit schweren sozialen Anpassungsschwierigkeiten: 80 – 100 %

Prinzipiell richtet sich die Berufsfähigkeit bei Schwindelerkrankungen nach der Art der Tätigkeit. So sind bei empfundenem Schwindel und entsprechender psychogener Beteiligung durchaus Berufstätigkeiten möglich, manchmal sind diese sogar sinnvoll und die Gesundheit erhaltend. Dies gilt insbesondere für sitzende – nicht gefährliche oder andere gefährdende Tätigkeiten und dann, wenn die Arbeit wichtige Bezüge herstellt – vor allem über den Broterwerb hinaus.

Andererseits gibt es Berufe, bei denen eine Schwindelerkrankung gegen die weitere Ausübung spricht. Dazu gehören z.B. Berufe wie Dachdecker, Fernfahrer oder Lokomotivführer. Dann genügt aus berufsrechtlicher Sicht schon die Befürchtung des Schwindels oder des Schwindelgefühl, um hier eine Nichteignung auszusprechen (ausführlich siehe dazu Stoll, 1999, und Hamann, 2002). Allerdings ergeben sich hier für die Patienten oft größere, meist negative Konsequenzen. Oft geraten sie dann in die Zwickmühle, berufsunfähig zu sein und in ihrer gelernten Arbeit nicht mehr arbeiten zu können, wohl aber – in anderen Tätigkeiten – arbeitsfähig zu bleiben, aber nicht „vermittelbar“ zu sein (Kratzsch & Schaaf, 2004). Eher selten, etwa nach einem Berufsunfall mit anerkannter Genese, bleibt die Schwindelkrankheit sozialverträglich abgesichert oder beinhaltet gar einen sekundären Krankheitsgewinn.

So stellt für die Patienten der Schwindel in seiner Offenbarung an den Therapeuten oft ebenso eine große Unsicherheit wie das Leiden darunter dar. Der Gesetzgeber lässt in diesem Interessenkonflikt hierzu eindeutige Richtlinien vermissen. Von daher gilt es auch in der Therapie immer eine sorgsame – individuelle – Abwägung zwischen dem Notwendigen und dem Möglichen zu treffen.

Eine Empfehlung der DRV Oktober 2001 zur sozialmedizinische Beurteilung führt aus: Eine mit phobischen Störungen verbundene Symptomatik führt üblicherweise nicht zu einer zeitlichen Leistungsminderung, aber in Einzelfällen sehr wohl zu einer Minderung des qualitativen Leistungsvermögens. Dies gilt beispielsweise für isolierte Auslösesituationen, die im Arbeitsumfeld des Probanden auftreten, wenn dieser möglicherweise nicht mehr in der Lage ist, seine Wohnung zu verlassen.

Eine generalisierte Angststörung kann zu einer Einschränkung der qualitativen Leistungsfähigkeit führen. Eine zeitliche Leistungseinschränkung aufgrund einer Angststörung wird dagegen nur bei sehr ausgeprägten Beeinträchtigungen der Teilhabe am beruflichen und gesellschaftlichen Leben zu begründen sein. Die sozialmedizinische Beurteilung von Panikattacken ist von deren Frequenz und Dauer abhängig.

Eine Berentung, die aus der Erwartung heraus erfolgt, dass sich das Leistungsvermögen durch die berufliche Entpflichtung bessert, erscheint meist wenig sinnvoll. Eher wird die Chronifizierung der Symptomatik begünstigt.

## 5. Resümee

Es liegt in der Natur des Phänomens, dass psychogene Schwindelzustände nicht nur für den Betroffenen, sondern auch für die Therapeuten nicht gleich fassbar und manchmal „unglaublich" erscheinen können. Ein wichtiger Schritt ist es daher, mit den Patienten ein Bedingungsmodell für die jeweilige Schwindelsymptomatik zu erarbeiten, das medizinische, psychologische und oft auch soziale Faktoren berücksichtigt. Dann können Veränderungspotentiale ausgelotet und – so weit möglich – angestoßen werden.

Wie unsere Erfahrungen zeigen, weisen auch anhaltender Schwindel und „chronischer Schwindelpatient" meistens ein Verbesserungspotential auf, wenn keine neurologisch destruktiven Ursachen zugrunde liegen.

Wenn der Gebrauch dieses Buches beitragen konnte, die eigene Kompetenz zu erhöhen, darüber mehr Sicherheit im Umgang zu gewinnen und sich dem Patienten zuzuwenden, um die ersten Schritte anzugehen, sollte sich der Aufwand gelohnt haben.

# Anhang

**Charakteristische Schwindelempfindungen bei verschiedenen psychischen Erkrankungen**

**Unsere Checkliste bei Schwindel**

**Ausgewählte Medikamente zur Psychopharmakotherapie**

**Ein möglicher Fahrplan für 10 bis 12 Gruppenstunden à 100 Minuten (2 bis 3 Mal die Woche)**

## Charakteristische Schwindelempfindungen bei verschiedenen psychischen Erkrankungen

| | **Zeitliches Auftreten** | **Schwindelempfindungen** |
|---|---|---|
| **Generalisierte Angststörung** | Schwindelanfälle und /oder Dauerschwindel | Zu und abnehmende Intensität bei ständiger innerer Anspannung und Nervosität; anhaltende Angst, auch, dass durch und im Schwindel etwas passieren könnte |
| **Panik** | „Anfälle" von Minuten bis hin zu Stunden | „aus heiterem Himmel" überfallend mit Herzklopfen, Herzrasen, Schweißausbrüchen, Luftnot bis Erstickungsgefühl, Blutdruckanstieg, Brechreiz, Durchfall und ggf. Depersonalisationssymptomen. |
| **Phobie** | Steigernd vor der befürchteten Situation | Furcht vor der Situation, in der ein Schwindelanfall auftreten könnte |
| **Depression** | Dauerschwindel oder diffuser Schwindel | schwer kreisend, etwa „ein Mühlrad im Kopf" teilweise Tagesschwankungen, sozialer Rückzug, Zukunftsängste und nihilistische Gedanken bis hin zu letalen Befürchtungen |
| **Somatisierung** | diffuser Schwindel / Schwankschwindel | Auf organische Ursache des Schwindels fixiert, drängend auf weitere diagnostische Maßnahmen. |
| **Hypochondrie** | diffuser Schwindel / Schwankschwindel | Angst vor einer schweren Erkrankung |
| **Dissoziation** | Eher ein „Neben sich stehen" | Schwindelphänomene als Erinnerungssymbole für verdrängte/abgespaltene traumatisch erlebte Erlebnisse |
| **Derealisation** | Unwirklichkeits- oder Fremdheitsgefühl", Schwebegefühl | „komisches Gefühl im Kopf", Benommenheit, ein Gefühl, in Watte gepackt zu sein" in dem (selbst) der Schwindel diffus bleibt oder einer Benommenheit |

**Unsere Checkliste bei Schwindel**

1. Wie hat der erste Schwindel begonnen: Plötzlich oder langsam?
2. Wie oft und in welchem Abstand tritt der Schwindel auf?
3. Wie lange hält der Schwindel an: Sekunden, Minuten, Stunden, Tage?
4. Wie macht sich Ihr Schwindel bemerkbar? Bitte in eigenen Worten beschreiben!
5. Tritt der Schwindel in bestimmten Situationen auf?
6. Tritt der Schwindel in einer bestimmten Lage auf?
7. Wird der Schwindel durch Bewegungen ausgelöst?
8. Wird der Schwindel durch das Schließen der Augen verbessert oder verschlechtert?
9. Werden diese Störungen im Hellen oder im Dunkeln schlimmer?
10. Fallen Sie zu einer Seite – oder haben Sie das Gefühl, zu einer bestimmten Seite zu fallen?
11. Schwankt die Umgebung oder der Boden auf und ab, hin und her?
12. Was tritt bei Schwindel noch auf:
    - Kopfschmerzen,
    - Übelkeit,
    - Erbrechen,
    - Herzklopfen,
    - Schweißausbrüche,
    - Angst,
    - Schwerhörigkeit,
    - Ohrgeräusche?
13. Sind Ihnen noch sonstige Ausfälle aufgefallen?
    - Sensibilitätsstörungen,
    - Geschmacksstörungen,
    - Schluckstörungen.
14. Läuft Ihnen manchmal Flüssigkeit aus den Ohren?
15. Haben sie ein Benommenheitsgefühl im Kopf?
16. Haben Sie neue Medikamente erhalten oder hat sich bei den alten Medikamenten die Dosis geändert?
17. Wie viel rauchen Sie, wie groß ist Ihr Alkoholkonsum?

Über das Organische hinaus fragen wir:

1. Tritt die Symptomatik in Abhängigkeit von bestimmten Situationen gehäuft auf?
2. Was sind die unmittelbaren Konsequenzen Ihres Schwindels?
3. Was tun Sie bei Schwindel?
4. Was vermeiden Sie, um dem Schwindel aus dem Weg zu gehen?
5. Was „kostet" die Vermeidung?
6. Wie reagiert die Umwelt auf Ihren Schwindel? Ist das hilfreich?

Wir führen bei jedem Schwindelpatienten eine Lagerungsprüfung durch, um den gutartigen Lagerungsschwindel auszuschließen oder ggf. zu beseitigen. Jeder Schwindelpatient wird manualtherapeutisch auf eine HWS-Beteiligung untersucht, auch wenn diese in ihrer Kausalität umstritten ist.

Wir fragen uns – am Ende des Erstkontaktes – selbst und protokollieren

- Was „erzählt" mir der Patient?
- Wie alt schien mir der Patient in dieser speziellen Kommunikation mit mir zu sein?
- Was war bei diesem Erstkontakt für mich auffällig?
- Welche Gefühle hat er in mir ausgelöst?
- Was ging mir durch den Kopf – was fühlte ich spontan beim ersten Sehen, Hören usw.
- Welche Rollenerwartung fühle ich an mich gestellt?

Wenn es die therapeutische Beziehung erlaubt, und es genügend Anhaltspunkte für einen psychogenen Schwindel gibt, kann es sinnvoll sein, die Patienten zu bitten, ihre Schwindelbeschwerden mit therapeutischer Unterstützung auszulösen statt sie in der Untersuchungssituation zu vermeiden.

## Ausgewählte Medikamente zur Psychopharmakotherapie
(Modifiziert nach Calatzis &Loew, 2003, und Seling, 2005)

| Gruppe | Medika ment Dosie-rung | Wirkung und Zielsympto-matik | Nebenwirkungen (wichtige) | Besonderheit |
|---|---|---|---|---|
| **Sedierende (klassische) Antidepressi-va**<br>Langzeitbe-handlung | Doxepin (Trizklisch) z.B. Doxepin (5mg) 25 - 150 mg | Depressive Zustände mit Schlafstörun-gen, Angst, innere Unruhe | Mundtrockenheit, Obstipation, orthostatische Dysregulation, Müdigkeit, Benommenheit, orthos-tatischer Schwindel, Akkomoda-tionsstörungen, Arrhythmien, Tremor, Harnverhalt, Verwirr-theitszustände | preisgünstig Vorsicht bei kardial vorge-schädigten oder Patienten mit kognitiven Ab-bauprozessen. |
| **aktivierendes Antidepressi-vum**<br>Langzeitbe-handlung | Citalopram Dosierung (10 mg) 20 - 60 mg<br>TTK bei 40 mg | Depressive Erkrankung und Panikstö-rungen - insbe-sondere bei Antriebsminde-rung. | Unruhe 10 %, Angst 4 %, Tremor 8 %, Übelkeit 10-20%, Diarrhö 8 %, Obstipation 13 %, Mundtro-ckenheit 17-20 %, Hyperhidrosis 11-18 %, Sexuelle Funktionsstö-rungen | niedrigstes Wechselwir-kungspotential, niedrigstes Po-tentiale für Unruhe und Angst.<br>. |
| **sedierendes Antidepressi-vum**<br>Langzeitbe-handlung | Mirtazapin (Remergil)<br>Dosierung: (15 mg) 30 - 45 mg | bei ängstlich-agitierter dep-ressiver Symp-tomatik, Schlafstörun-gen | Sedierung, Schläfrigkeit 50-60%, Mundtrockenheit 25 %, Appetit-steigerung 17 %, Gewichtszunah-me 12 %, Schwindel 7 % | Schnellster Wir-kungseintritt aller Antidepressiva |
| **Benzodiazepin**<br>Langzeitbe-handlung **nur in Ausnahme-fällen** | Lorazepam (Tavor, Generika)<br>Dosierung 0,5-5 mg) | Behandlung akuter Angst-, Spannungs- und Erregungs-zustände | Sedierung (ca. 16 % dosisabhän-gig!), Schwindel 7 %, Verlängerte Reaktionszeit, Ataxie, Verwirrt-heit, Abhängigkeit nach längerer Einnahme, | Eines der stärk-sten angst-lösenden Medi-kamente.. |
| **Niederpotente Neuroleptika**<br>Gutes Akutme-dikament | Promethazin (Atosil, Generika)<br>Dosierung 12,5-50 mg (max. 200 mg Tagesdo-sis) | Unruhe- und Erregungszu-stände im Rahmen psy-chiatrischer Grunderkran-kungen | Sedierung, Mundtrockenheit, Blutbildstörungen, Akkomoda-tionsstörungen, orthostatische Dysregulation, Herzrasen, Haut-reaktionen, Provokation epilepti-scher Anfälle, Gewichtszunahme, Galaktorrhö, extrapyramidaler Symptomatik (Parkinson) | Langzeitbehand-lungen möglich; aber Anti-Depressiva ggf. besser |

**Ein möglicher Fahrplan für 10 bis 12 Gruppenstunden à 100 Minuten (2 bis 3 Mal die Woche)**

Dieser Fahrplan ist fakultativ je nach Gruppenzusammensetzung, Verteilung der Krankheitsbilder und Gruppendynamik zu ändern. Wer sich den nachfolgenden Fahrplan größer ausdrucken möchte, kann diesen herunterladen unter: http://www.drhschaaf.de/SchaafKonzeptIndikationsgruppeSchwindel2009.pdf

Die dazugehörigen Arbeitsblätter können mit dem obigen „Sesam oeffne dich 123“ angefragt werden.

*Infomationen zur Stunde 1:*
Das Schwindeltagebuch nach Lempert et al kann heruntergeladen werden unterhttp://www.gesundheitpro.de/media/F080220ANONR173191/F080221PUB0P173414/Schwindelkalender.pdf
Viele Infoblätter und Ausführungen für Behandler finden sich unter www.drhschaaf.de/Tinnitus%20Schwindel%20Meniere%20fuer%20Behandler.htm

*Infomationen zur Stunde 5:*
Frei zugänglich ist das „Hautzinger Depressionsmanual“ für *Therapeuten* unter:
http://www.kompetenznetz-depression.de/./experten/media/hautzinger_therapeutenmanual.pdf
und für *Patienten* unter:
http://www.kompetenznetz-depression.de/./experten/media/hautzinger_patientenmanual.pdf

Eine Bitte am Schluss: Auch wenn es nicht immer einfach ist und manchmal nicht gerne gesehen wird, klink- und konzernübergreifend Konzepte und Ideen auszutauschen: Ich bin an Erfahrungen anderer zu diesem Thema interessiert und freue mich über Rückmeldungen. Ich berichte auch gerne weiter über meine Erfahrungen im Umgang mit Schwindelpatienten, aktuell immer wieder unter http://www.drhschaaf.de/HSLIT.html

# Schwindel bewältigen im Erkennen, denken und handeln...

**Ein möglicher Fahrplan für 10 – 12 Gruppenstunden a 100 Minuten (2-3 Mal die Woche):**
(fakultativ zu ändern bei entsprechender Gruppenzusammensetzung, anderer Verteilung der Krankheitsbilder und Gruppendynamik)

| **Stunde 1** | **Kennenlernen – Perspektive** | **Handouts für Patienten** | **Material** für den Therapeuten |
|---|---|---|---|
| Vorstellung des/der Therapeuten | Informationen über psychologische Ansätze<br>Informationen über Ablauf der Gruppensitzungen/ Gruppenregeln | Gruppenregeln | |
| Vorstellung der Patienten | Welche Gleichgewichtsstörung<br>– welchen „Schwindel" bringen Sie mit???<br>(Wer hat Sie geschickt? Warum glauben Sie, dass Sie an dieser Gruppe teilnehmen dürfen?)<br>Patientenerwartungen und -befürchtungen klären | | |
| Grundlagen des Gleichgewichts<br><br>Was kann Gleichgewichtsstörungen verursachen? | **Medizinische und psychologische Erklärungsmodelle**<br>ggf. mit psychosoamtisch kundigen Arzt<br>Frage an die Teilnehmer:<br>Was braucht der Mensch, um auf einem Stuhl (Übungsbrett) stehen zu können?<br>Als „Strichmännchen" aufmalen und ergänzen<br>Abweichungen vom Gleichgewicht benennen (noch nicht besprechen):<br>(Organisch, Psychisch, sozial):<br>Vom BPLS bis Menière<br>von der noch nicht ausreichenden Habituation<br>bis zum „psychogenem Schwindel"<br>und die vorherrschende Erkrankung:<br>(die häufigsten bei unseren Patienten:<br>M. Menière (Verdacht), Migräne, Psychogener Schwindel) | Infoblatt Schwindel<br>Infoblatt: Der gutartige Lagerungsschwindel<br>Infoblatt M. Menière<br>Infoblatt Einseitiger Gleichgewichtsausfall<br>Infoblatt Migräne Schwindel<br>Infoblatt Schwindel der Seele<br><br>Ggf.<br>Buchempfehlung:<br>Schaaf (2008) Gleichgewicht und Schwindel der Seele<br>Lempert (2003) : Wirksame Hilfe bei Schwindel. Trias | **Vortrag**<br>Gleichgewicht & Schwindel I<br><br>**Im Buch S. 19-50**<br>Bronstein / Lempert (2006) Dizziness;<br>Brandt et al: Vertigo<br>(beide mit DVDs) |
| Phantasie-Vorstellung: | Ein „Bär" tritt auf:<br>Was passiert? Klassisch: Angriff – Flucht – Tot stellen<br>Anreißen: Rolle der Angst und des nachlassenden Mutes (Depression) | | |
| Realitätsbezug: | Was kann die Arbeit in der Gruppe leisten, was nicht? | | |
| Schwindel-Tagebuch | Einführung ins Schwindel Tagebuch<br>Situation, Körperreaktion, Kognitionen, Emotionen, Verhalten, Quantifizierung der Angststärke | Schwindel-Tagebuch | |
| Darstellung der Methoden | Planung und Durchführung der systematischen Desensibilisierung im Gleichgewichtstraining, IBT und der selbst angeleiteten Exposition | | |
| Begleitende spezifische Testdiagnostik möglich ? (Lizenzen) ? | **Eingangsteste:**<br>Visuelle Analog Skala<br>„Dizziness Handicap Inventar"<br>Vertigo-Symptom-Scala<br>(Vertigo-) Handicap Questionaire | | Im Buch S. 80-84 |

**(Ggf. muss diese Stunde als 2a wiederholt und/oder auf weitere Schwindelerkrankungen ausgedehnt werden.)**

| **Stunde 2**<br>**(Stunde 2a)** | **Was hält Schwindel aufrecht**<br>**– wie bildet sich ein reaktiver Schwindel aus ?** | **Handouts für Patienten** | **Material** für den Therapeuten |
|---|---|---|---|
| | Blitzlicht: Was habe ich das letzte Mal gelernt?<br>Eintragungen aus dem Schwindel Tagebuch | | |
| | (Berichterstatter für nächste Stunde ermitteln oder bestimmen?) | | |
| | Was verhindert die Rückkehr ins Gleichgewicht?<br>Subjektive Krankheitstheorien | | |
| **Das** bei Ihnen **vorherrschende Krankheitsbild** zu Beginn **besprechen** | **Beispiel: M. Menière**<br>(oder „anhaltender" Schwindel nach BPLS, Migräne und Gleichgewichtsaufall – soweit sie in dieser Gruppe das vorherrschende Krankheitsbild darstellen)<br>Wie kann sich aus einem organischen Schwindel ein reaktiver (sich darauf aufpfropfender) psychischer Schwindel entwickeln?<br>Was kann jeden Schwindel aufrecht erhalten?<br>(Vermeidung mit Angst, Angst mit Vermeidung ausbleibende Aktivität,<br>Depressivität ) | **Infoblatt**<br>**M. Menière**<br>ggf. weitere Infoblätter der Stunde I<br><br>Ggf.<br>Buchempfehlung. Schaaf (2007) M. Menière. Springer | **Vortrag**<br>Gleichgewicht & Schwindel **II**<br><br>**Buch S. 62-64** |
| An der Tafel/Flipchart: | Sammlung der (körperlich empfundenen) Beschwerden, die die Patienten in die Gruppe führen<br>Was passiert bei Ihnen<br>a) unter Schwindel körperlich?<br>– aufzählen lassen und am Flipchart notieren<br>b) unter Angst körperlich?<br>– aufzählen lassen und am Flipchart notieren<br>c) bei niedergeschlagener (depressiver) Stimmung körperlich<br>– aufzählen lassen und am Flipchart notieren | | |
| Psychoedukation<br><br>Einführung Selbstbeobachtung | Sinn von Flucht und Kampf<br>Heutzutage gibt es mehr Stressoren:<br>kämpfen und flüchten ist sehr viel weniger möglich, weniger Pausen<br>Selbstbeobachtungsbogen bei erlebter Symptomatik (erlebten Schwindel (- Anfall).<br>Pat. bearbeiten den Selbstbeobachtungsbogen selbständig<br>**Vergleich mit vorher gesammelten körperlichen Beschwerden** | Infoblatt Schwindel und Angst<br><br>Infoblatt Schwindel bei Depressionen<br><br>Selbstbeobachtungsbogen | Infoblatt Stress und Schwindel |
| **Hausaufgabe:** | Auswertung (Analyse) einer Schwindel – machenden Situation | Selbstbeobachtungsbogen | |

| **Stunde 3**<br>**(Stunde 3a)** | **Was ist veränderbar???**<br>**Was können Rehabilitation und Gleichgewichtstraining leisten???** | **Handouts für Patienten** | **Material** für den Therapeuten |
|---|---|---|---|
| | Blitzlicht: **Was konnte ich schon nutzen**<br>Eintragungen aus dem Schwindel Tagebuch | | |
| | (Berichterstatter für nächste Stunde ermitteln oder bestimmen) | | |
| Therapeut entwickelt einen **Wirk-(„Teufels") Kreis** (Flipchart) auf Grundlage des in Stunde 2 vermittelten | Ein Patient stellt seine Hausaufgabe vor (Analyse einer schwindelverursachenden Situation)<br>Die anderen Patienten ergänzen und stellen Besonderheiten und Abweichungen aus ihrer Hausaufgabe vor<br>– sonst Weiterverweis an die Einzeltherapie | | |
| | Verdeutlichung des Einflusses aufrechterhaltender Bedingungen wie<br>– dysfunktionaler Kognitionen<br>(bei M. Menière: welche sind real, welche irreal?)<br>– Vermeidung<br>– Unterlassung von Aktivitäten | | |
| | Wie kann ich – ganz praktisch – psychogene Anteile von organischen unterscheiden<br><br>Differenzierungsanleitung: Organischer Schwindel – psychogener Schwindel | | s. 99 |
| Ggf. | Pause | | |
| | **Was kann geändert werden**<br>**Was können Rehabilitation und Gleichgewichtsübungen**<br>**Anleitung zur Angstbewältigung?** | | **S. 100-106**<br>**Vortrag**<br>Gleichgewicht & Schwindel III |
| | Bedeutung des Gleichgewichtstrainings und der Bewegungstherapien im Rahmen der zu erklärenden „Systematischen Desensibilisierung" | Infoblatt Gleichgewichtsübungen | **s. S. 115-119** |
| | Erläuterung und Anleitung zur selbstgesteuerten Exposition bei denen, die sich dies – jetzt schon – zutrauen | | **s. S. 115-119** |
| | Vorstellung der gestuften Exposition und Erläuterung des „Floodings"<br>Ggf. mit Expositionsprotokoll, Angsthierarchie | Expositionsprotokoll, Angsthierarchie | |

**(Ggf. muss diese Stunde als 3a wiederholt werden.)**

| **Stunde 4** | **Zwischenbilanz**<br>**Gruppendynamik**<br>**(kann bei Infogruppen ausgelassen werden)**<br>**Übung zur Erlangung von Eigenmotivation** | **Handouts für Patienten** | **Material** für den Therapeuten |
|---|---|---|---|
| Arbeit mit Symbolen | Wo stehe ich?<br>Wo will ich hin? –<br>Was brauche ich dazu<br>(Wen brauche ich dazu?)<br>Welcher Rahmen – zu Hause und auf der Arbeit – wäre Halt gebend?<br>Was davon kann (und muss) ich selbst angehen | | **Anleitung**<br>Wo stehe ich<br>Wo will ich hin<br>was brauche ich dazu |
| Klärung der Gruppendynamik – soweit nützlich | **Wie geht es mir mit den anderen hier ?**<br>**Was möchte ich dazu klären ?** | | |
| Hausaufgabe: | Aktualisierte Therapieziele formulieren und aufschreiben | | |

| **Stunde 5** | **Gedanken und Gefühle**<br>**Kognitives Modell – Kognitive Umstrukturierung** | **Handouts für Patienten** | **Material** für den Therapeuten |
|---|---|---|---|
| | Blitzlicht: Nachträge aus der letzten Stunde, soweit sie zukunftsorientiert sind<br>Was konnte ich schon nutzen | | |
| Erklärung der Spaltentechnik (ABC-Schema) | ABC-Schema der Gefühle<br>Wie entstehen „Schwindel" Gefühle? (Wiederholung)<br>Warum haben Menschen in objektiv gleichen Situationen unterschiedliche Emotionen?<br>Welche Rolle spielt die individuelle Bewertung der Situation? | | Hautzinger Depressions-Manual für Therapeuten<br><br>für Patienten |
| | Konkrete Analyse der subjektiven Faktoren bei der Zu- oder Abnahme der Schwindel-Belästigung<br>Beispiele und Vergleich aus dem Gleichgwichtstraining<br>Einführung der sich daraus ergebenden **Konsequenz oder Alternative** | **Patientenvorlage**<br>ABC der Gefühle,<br>DE der veränderten Gefühle | |
| | Einführung in den Ansatz der kognitiven Umstrukturierung | | |
| | „Innerer Dialog" | | |
| | Eventuell Hinweis auf kognitionssteuernde Grundannahmen | | |
| Ggf. in Kleingruppe | die Patienten sollen dysfunktionale Kognitionen hinsichtlich ihrer Ängste sammeln und 1-2 Alternativgedanken erarbeiten und vorstellen. | | |

| Stunde 6 | Erste gestufte Expositionen<br>(Kleine Schritte, die Erfolg ermöglichen im Sinne der Systematischen Desensibilisierung) | Handouts für Patienten | Material für den Therapeuten s.S.115-119 |
|---|---|---|---|
| | Blitzlicht: Was konnte ich schon nutzen | | |
| Vormachen lassen: | Was geht nicht wegen des Schwindels?<br>Was löst ihn – Hier und jetzt ! – aus | | |
| Ggf. | Gemeinsame Kurzentspannung und dann: | | |
| Mit dem Patienten angehen:<br>Loben, Stärken | Was geht – mit Unterstützung – besser!<br>Was geht nun alleine,<br>was mit der Gruppe und durch die Gruppe besser | | |

| Stunde 7 | Wiederholte gestufte Expositionen<br>(Kleine Schritte, die Erfolg ermöglichen im Sinne der Systematischen Desensibilisierung) | Handouts für Patienten | Material für den Therapeuten s.S.115-119 |
|---|---|---|---|
| | Blitzlicht: Was konnte ich schon nutzen,<br>wenn's geht: Vormachen! | | |
| Von einem anderem Patienten vormachen lassen: | Was geht noch nicht wegen des Schwindels ?<br>Was löst ihn – Hier und jetzt ! – aus ?<br>(Vormachen lassen) | | |
| Ggf. Vertiefung der vorangegangenen | Körperwahrnehmung – Reise zu den eigenen Stärken und wieder: | | Anleitung<br>Reise zu den eigenen Stärken |
| Mit dem Patienten angehen:<br>Loben, Stärken | Was geht jetzt – mit Unterstützung – besser<br>Was geht nun alleine,<br>was mit der Gruppe und durch die Gruppe besser | | |
| Im Prinzip, | weiter so bis der letzte seinen Schwindel | aufgeben | kann... |
| Hausaufgabe: | Was kann ich davon in meinen Alltag einbauen | | |

| **Stunde 8** | **Stress und Schwindel** | **Handouts für Patienten** | **Material** für den Therapeuten |
|---|---|---|---|
| | Blitzlicht: was konnte ich schon nutzen<br>Eintragungen aus dem Schwindel Tagebuch | | |
| **Vorrang :** | Wer möchte heute:<br>Wiederholte gestufte Expositionen | | |
| **Stress und Schwindel**<br>Gezielt auch nach positiv bewerteten Life-Events fragen (Geburten, Ruhestand etc.), diese werden subjektiv oft nicht als Stressoren eingeordnet | Darstellung der Psychobiologie<br>Identifikation von äußeren und inneren Stressoren.<br>Zusammenhang Schwindel (Angst) und Stress<br>Eruieren auslösender Faktoren<br>Sammeln der Faktoren, die vor Beginn der Symptomatik auftraten, ggf. auf Metaplankarten<br>Gruppieren der Stressoren nach Themen<br>Erarbeiten aufrechterhaltender Bedingungen (positive / negative, kurzfristige/langfristige Konsequenzen) | **Patientenvorlage** ABC der Gefühle DE der veränderten Gefühle<br><br>**Infoblatt** Stress und Schwindel | Vortrag Stress |
| **Hausaufgabe:** | Methoden zur Bewältigung alltäglicher Stressoren<br>Unterstützende und ermutigende Gedanken | **„PMR<br>Sport"** | |
| | Wichtigkeit kurzfristiger positiver Konsequenzen anhand von Beispielen erläutern | | |
| | Was ergibt sich, wenn meine Beschwerden weniger werden?<br>Was kann ich gewinnen, was kann ich verlieren.<br>(Was sind die Risiken? | | |

| **Stunde 9** | **Was ist noch nicht geklärt?**<br>**Was kann erst mal nicht vollständig aufgelöst werden** | **Handouts für Patienten** | **Material** für den Therapeuten |
|---|---|---|---|
| | Blitzlicht: Was konnte ich schon nutzen<br>Verläufe aus dem Schwindel Tagebuch | | |
| | **Wer möchte noch einmal Sicherheit tanken:** | | |
| | Gibt es noch Faktoren,<br>die JETZT noch vor der Symptomatik auftreten, | | |
| Vorbereitung für ambulante Psychotherapie | Was kann helfen<br>Wie kann ich mir helfen<br>Was kann ich davon in meinen Alltag einbauen?<br>Wobei muss ich mir helfen lassen | | |
| **Jetzt**, um sie in der letzten Stunde besprechen zu können | **Abschlussteste**<br>Visuelle Analog Skala<br>„Dizziness Handicap Inventar"<br>Vertigo-Symptom-Scala<br>(Vertigo-) Handicap Questionaire | | |
| Hausaufgabe: | Brief an den Schwindel ! | | |

| Stunde 10 | Abschied und Rückfallprophylaxe | Geschenk für Patienten | Material für den Therapeuten |
|---|---|---|---|
| Resümee | Was habe ich in gelernt, was werde ich weiter nutzen<br>Ggf. Eintragungen aus dem Schwindel Tagebuch | | |
| Expositionen | **Wer möchte noch mal:** | | |
| Ggf. mit Vorbereitung für ambulante Psychotherapie | **Erarbeiten von realistischen Zielen zu Hause.**<br>Ziel kann es nicht sein, die Symptome gänzlich für immer und jeden Moment loszuwerden.<br>Gleichgewichtsstörungen können immer wieder auftreten, sollten aber jetzt besser zu erkennen und zu bewältigen sein.<br>Auslösende und aufrechterhaltende Faktoren sind bekannt und sollten parallel verändert werden<br>Erarbeiten von Frühsignalen<br>**Entwickeln eines Notfallplans**<br>Was kann zu Hause helfen<br>Was will **Ich** verändern – Hilft der Schwindel „als rote Lampe?"<br>Wobei muss ich mir helfen lassen<br>**Hat „der Schwindel" zurückgeschrieben???** | | |
| **Hausaufgabe:** | Brief vom Patienten an sich selbst<br>mit Erkenntnissen und Vorsätzen für zu Hause | | Anleitung Brief an sich selbst |

**P.S: Eine Bitte**

Auch wenn es nicht immer einfach ist und manchmal nicht gerne gesehen wird, Klinik- und konzernübergreifend Konzepte und Ideen auszutauschen, bin ich an Erfahrungen anderer zu diesem Thema interessiert und berichte auch gerne über meine, wohl wissend, dass selbst bei dem strukturiertesten Vorgehen Freiheitsgrade bestehen und immer Anpassungen an die jeweiligen Verhältnisse und vor allem an die jeweils konkreten Patienten nötig sind.

# Literatur


**Bücher zum Thema für Betroffene (subjektive Auswahl)**

Schaaf H. (2017). Gleichgewicht und Schwindel. 7. Aufl.. Krönig: Asanger.

Schaaf H. (2016). Die Menièresche Krankheit. 8. erw. Aufl. Berlin: Springer.

Lempert T. (2004). Schwindel was steckt dahinter? 2. Auflage. Stuttgart: Trias.

Tschan R. (2011). Wenn die Seele taumelt. Göttingen: Hogrefe.

**Bücher zum Thema für Mediziner (subjektive Auswahl)**

Bronstein A. & Lempert Th. (2006). Dizziness. A practical approach to diagnosis and management. Cambridge: University Press.

Bronstein A. & Lempert Th. (20017). Schwindel. Ein praktischer Zugang. Stuttgart. Schattauer

Brandt T., Dieterich M. & Strupp M. (2012). Vertigo. Leitsymptom Schwindel. Darmstadt: Steinkopff, DVD Beispiele und Bewegungsabläufe.

Ernst A. & Basta D. (2016). Gleichgewichtsstörungen. 2. Aufl. Stuttgart. Thieme.

Herdman S.J. (2000). Vestibular rehabilitation. Edition 2. Contemporary perspectives in rehabilitation. F. A. Davis Company.

**Benutzte Literatur (Quellen)**

Alexander F. (1977). Psychosomatische Medizin. 3. Aufl., Berlin: De Gruyter.

Alvord L.S. (1991). Psychological status of patients undergoing electronystagmography. J Am Acad Audiol, 2(4) 261–265.

Arbeitskreis Operationalisierte Psychodynamische Diagnostik (Hg.) (1998). Operationalisierte Psychodynamische Diagnostik. 2. Aufl. Bern: Huber.

Aschoff J. C. (1978). Differentialdiagnostische Überlegungen zur Schwindelsymptomatik. HNO 26: 149–154.

Asmundson G.J., Larsen D.K. & Stein M.B. (1998). Panic disorder and vestibular disturbance: an overview of empirical findings and clinical implications. J Psychosom Res, 44(1)107–120.

Aust G. (1995). Das Angstsyndrom bei Schwindelpatienten. Ein Vergleich neurootologischer Patienten mit und ohne Angst. Larngo-Rhino-Otol; 74: 601–605.

Balaban C.D. & Porter J.D. (1998). Neuroanatomic substrates for vestibulo-autonomic interactions. J Vestib Res, 8 (1) 7–16.

Balaban C.D. & Thayer J.F. (2001). Neurological bases for balance-anxiety links. J Anx Disorders 15: 53–79.

Balaban, C.D & Jacob, R.G. & Furman J.F. (2011). Neurologic bases for comorbidity of balance disorders, anxiety disorders and migraine: neurotherapeutic implications. Expert Review of Neurotherapeutics Vol. 11 (3) 379–394 , DOI 10.1586/ern.11.19

Basecqz G. (1969). Aspects psychodynamiques de la maladie Menière. Laval medical; 40: 838–843.

Beck J.S. (1995). Praxis der Kognitiven Therapie. Weinheim: Beltz/PVU (Kap. 2–6, 8, 9).

Beck J. (1999). Kognitive Analyse. Praxis der kognitiven Therapie. Weinheim: PVU.

Beidel D.C. & Horak F.B. (2001). Behavior therapy for vestibular rehabilitation. J Anxiety Disord 15(1–2) p121–30.

Best C., Eckhardt-Henn A., Tschan R. & Dieterich M. (2009). Psychiatric morbidity and comorbidity in different vestibular vertigo syndromes: Results of a prospective longitudinal study over one year. J Neurol, 256(1) 58–65.

Biesinger E. (2004). Neuropyhsiologisches Schwindeltraining bestellbar bei „seemedia GmbH“, Max-Stromeyer-Str. 116, 78467 Konstanz, www.schwindeltraining.de

Brandt T., Dieterich M. & Strupp M. (2012). Vertigo. Leitsymptom Schwindel. Darmstadt: Steinkopff, DVD Beispiele und Bewegungsabläufe. 150 S.

Brandt T.H. & Dieterich M. (1986) Phobischer Attackenschwindel. MMW 128: 247–250.

Bronstein A.M. (1995). Visual vertigo syndrome: clinical and posturography findings. J Neurol Neurosurg Psychiatry; 59(5): 472-476.

Calatzis A. & Loew Th. (2003). Weniger ist mehr: Auswahlkriterien für Psychopharmaka, Zeitschrift für Psychodynamische Psychotherapie, 2: 33–42

Clark A.H. (2007). Das vestibuläre System – eine Kurzbeschreibung. In E. Biesinger, E. & H. Iro (Hg.), Schwindel. HNO Praxis. Bd 27. Springer, Heidelberg. 9–22

Clark D.B., Hirsch B.E. & Smith M.G. (1994). Panic in otolaryngology patients presenting with dizziness or hearing loss. Am J Psychiatry (United States), Aug, 151(8) p1223–1225

Clark M.R., Sullivan M.D. & Fischl M. (1994). Symptoms as a clue to otologic and psychiatric diagnosis in patients with dizziness. J. Psychosom. Res. 38/5 461-4

Cohen H.S. & Kimball K.T. (2003) Increased independence and decreased vertigo after vestibular rehabilitation. Otolaryngol Head Neck Surg (United States), Jan, 128(1) 60–70

Cohen H.S. & Kimball K.T. (2004). Decreased ataxia and improved balance after vestibular rehabilitation. Otolaryngol Head Neck Surg (United States) 130(4) 418–425

Costa P.T. & McCrae R.R. (1992). Revised NEO Personality Inventory (NEO-PI-R) and NEO Five-Factor Inventory (NEO-FFI) professional manual. Odessa, FL: Psychological Assessment Resources

David E. (1997). Physiologie des Schwindels. In: Hedon-Klinik, Lingen (Hg.), Schwindel. Kooperation akut – Reha-Klinik. Münster, Rhema S. 65

Davis A. & Morjani P. (2003). The epidemiologie of hearing and balance disorders. In

M.L. Luxon & I.M. Furmann (Eds.), Textbook of audioloigical medicine. London: M Dunitz. 88–99

Decot E. (2005). Psychosomatische Störungen. Therapeutische Verfahren bei psychosomatischen Störungen im HNO-Bereich. Laryngo-Rhino-Otol 2005; 84: 272–287

De Jong-Meyer R. (2000). Kognitive Verfahren nach Beck und Ellis. In J. Margraf (Hg.), Lehrbuch der Verhaltenstherapie. Berlin: Springer (S. 509–524).

Dieterich M. & Eckhardt-Henn A. (2004). Neurologische und somatoforme Schwindelsyndrome. Nervenarzt 75. 281–302

Eagger S., Luxon S.M., Davies R.A., Coelho A. & Ron M.A. (1992). Psychiatric morbidity in patients with peripheral vestibular disorder: a clinical and neuro-otological study. J Neurol Neurosurg Psychiatry; 55:383–387

Eckhardt A., Tettenborn B. & Krauthauser H. (1996) Schwindel- und Angsterkrankungen – Ergebnisse einer interdisziplinärenren Untersuchung. Laryngo-Rhino-Otol. 75, 617-522

Eckhardt-Henn A. (2000). Psychogener Schwindel legt Patienten langer lahm. Welche seelischen Erkrankungen hinter Schwindel stecken können. MMW Fortschr Med;142 (3):30–32

Eckhardt-Henn A., Hopf H.C. & Tettenborn B. (1998). Psychosomatische Aspekte des Schwindels. Akt Neurologie 25: 96–102.

Eckhardt-Henn A., Steinhorst N. & Krauthauser H. (1997). Krankheitsspezifische Kontrollüberzeugungen bei Patienten mit der Leitsymptomatik Schwindel. Psychother Psychosom Med Psychol, Nov, 47(11) 403–409.

Eckhardt-Henn A., Hoffmann S.O., Tettenborn B., Thomalske C. & Hopf H.-C. (1997). „Phobischer Schwankschwindel" – Eine weitere Differenzierung psychogener Schwindelzustände erscheint erforderlich. Nervenarzt, 68, 806–812.

Eckhardt-Henn A., Breuer P., Thomalske C.,Hoffmann S.O. & Hopf H.C. (2003). Anxiety disorders and other psychiatric subgroups in patients complaining of dizziness. J Anxiety Disord;17(4): 369–388.

Eckhardt-Henn A., Best C. & Bense S. (2008). Psychiatric comorbidity in different organic vertigo syndromes. J Neurol, Mar 2008, 255(3) 420–428.

Eckhardt-Henn A.,Tschan R., Best C. & Dieterich, M. (2009). Somatoforme Schwindelsyndrome. Nervenarzt 80: 909-917.

Ermann M. (2004). Psychosomatische Medizin und Psychotherapie. Ein Lehrbuch auf psychoanalytischer Grundlage. Stuttgart: Kohlhammer: 4. Auflage.

Ernst A. & Basta D. (2016). Gleichgewichtsstörungen. 2. Aufl. Stuttgart. Thieme.

Fiedler P. (2002). Dissoziative Störungen. Hogrefe. Fortschritte der Psychotherapie

Fowler jr E.P. & Zeckel A. (1952). Psychosomatic aspects of Menière's disease. JAMA; 148:1265–1271.

Freud S. (1895) Über die Berechtigung, von der Neurasthenie einen bestimmen Symptomenkomplex als Angstneurose abzutrennen. Gesammelte Werke Band I, Fischer 1999, S. 320 f.

Freud S. (1895). Fussnote zu „Miss Lucy R, dreissig Jahre". Gesammelte Werke Band I, Fischer 1999, S. 170 f.

Freud S. (1895). Katharina. Gesammelte Werke Band I. Frankfurt: Fischer 1999, S. 184 ff

Freud S. (1919). Wege der Psychoanalytischen Therapie. GW BD XII. Frankfurt, Fischer 1975, S. 191.

Frommberger U., Schmidt S., Dieringer H. et al. (1994). Panic disorder in patients with dizziness. Arch Intern Med 154:590–591.

Furman J.M. & Jacob R.G. (1997). Psychiatric dizziness. Neurology (United States), May, 48(5) 1161–1166

Furman J.M. & Jacob R.G. (2001). A clinical taxonomy of dizziness and anxiety in the otoneurological setting. J Anxiety Disord (United States), 15(1–2) 9–26

Furman J.M., Jacob R.G. & Redfern M.S. (1998). Clinical evidence that the vestibular system participates in autonomic control. J Vestib Res (United States), 8(1) 27–34

Godemann F., Schuller J. & Uhlemann H. (2009). Psychodynamic vulnerability factors in the development of panic disordersda prospective trial in patients after vestibular neuritis. Psychopathology;42:99e107.

Grimm J. & Grimm W. (1899). Deutsches Wörterbuch. Leipzig 1899, Band 9, SP.2657

Groen J.J. (1983). Psychosomatic aspects of Menière's disease. Acta Otolaryngol; 95:407–416.

Hamann K.F. (1994). Therapieplan bei Schwindel. In W. Stoll (Hg.), Schwindel und schwindelbegleitende Symptome. Göttingen: Springer Verlag, S. 103–108.

Hamann K.F. (1985). Kritische Anmerkungen zum sogenannten zervikogenen Schwindel. Laryngol Rhinol Otol (3):156–157.

Hamann K.F. (2002). Fahrtüchtigkeit bei vestibulären Läsionen. HNO 2002. 50: 1086–1088.

Hamann K.F. (1987). Training gegen Schwindel. Heidelberg: Springer.

Hasenbring M. (1995). Lernpsychologische Zusammenhänge: In S. Ahrens, M. Hasenbring, U. Schultz-Venrath & H. Strenge (Hg.), Psychosomatik in der Neurologie. Stuttgart: Schattauer.

Hegel, G.W.F (1986). Vorlesungen über die Geschichte der Philosophie 1. Frankfurt am Main. S. 466 ff.

Heinrichs N., Hahlweg K. & Moschner C. (2003). Der Einfluss von psychologischer Psychotherapie auf beängstigenden Schwindel bei Panikstörung mit Agoraphobie. Verhaltenstherapie 13: 244–252.

Henningsen P., Hartkamp N. & Loew T. (2002). Somatoforme Störungen. Leitlinien und Quellentexte. Schattauer: Stuttgart.

Herdman S.J, Clendaniel R.A. & Mattox D.E. (1995). Vestibular adaptation exercises and recovery: acute stage after acoustic neuroma resection. Otolaryngol Head Neck Surg, 113(1) 77–87.

Herdman S.J. (2000). Vestibular rehabilitation. Edition 2; Contemporary Perspectives in Rehabilitation; Hardback; Book; 152 Illustrations 520 F.A. Davis Company.

Herdman S.J. & Whitney S.L. (2000). Treatment of vestibular hypofunction. In S. J. Herdman (Hg.), Vestibular rehabilitation. Edition 2; F.A. Davis Company 387–423

Herz M. (1786). Versuch über den Schwindel. Berlin: Vossische Buchhandlung.

Heuft G., Schneider G., Nehen, H.G. & Kruse J. (2000). Funktionelle Störungen bei älteren Menschen. Dt Ärztebl, Jg.97, Heft 36: A 2310–2313.

Hinchcliffe R. (1967). Emotions as a precipitating factor in Menière's disease. J Laryngol Otol; 81:471–475.

Hofferberth B. (1994). Pathophysiologie peripherer- und zentral-vestibulärer Erkrankungen. In W. Stoll (Hg.), Schwindel und schwindelbegleitende Symptome. Heidelberg: Springer. S. 1–10.

Hoffmann S.O. (2009). Psychodynamische Therapie von Angststörungen Einführung und Manual für die kurz- und mittelfristige Therapie. Stuttgart: Schattauer.

Hoffmann S.O. (1999). Die phobischen Störungen (Phobien. Eine Übersicht zum gegenwärtigen Verständnis ihrer Psychodynamik und Hinweise zur Therapie). Forum Psychoanal 15:237–252 Heidelberg: Springer.

Holtmann H. (1998). Angst und Schwindel. Therapeutische Ansätze bei Angstschwindel im Rahmen einer sozialen Phobie. Psychomed 10/2, S. 78–81

Hülse M. (1994). Der zervicogene Schwindel. In W. Stoll (Hg.), Schwindel und schwindelbegleitende Symptome. Berlin: Springer.

Igarashi M. (1986). Compensation for peripheral vestibular disturbances – animal studies. In W. Bles & T. Brandt (Eds.), Disorders of posture and gait. Amsterdam:

Elsevier. 337–351.

Ilgner J. & Loske A. (1997). Zur Etymologie des Wortes „Schwindel". HNO aktuell; 12: 339–340.

Jacob R.G., Woody S.R. & Clark D.B. (1993). Discomfort with space an motion: a possible marker of vestibular dysfunction by the situational Characteristics Questinoaire. J Psychopathol Behav Assess, 15(4): 299–325.

Jacob R., Furman J.M. & Durrant J.D. (1996). Panic, agoraphobia, and vestibular dysfunction. J Am Psychiatry;153: 503–512

Jacobson G.P. & Newman C.W. (1990). The development of the Dizziness Handicap Inventory. Arch Otolaryngol Head Neck Surg (United States), 116(4) 424–427.

Janz R.P, Stoermer F. & Hiepko A. (2003). Schwindel zwischen Taumel und Täuschung. In R.P, Janz, F. Stoermer & A. Hiepko, A. (Hg.), Schwindelerfahrungen. Zur kulturhistorischen Diagnose eines vieldeutigen Symptoms Amsterdam: Rodopi.

Jaspers K. (1973). Allgemeine Psychopathologie. Springer. Berlin: Heidelberg

Kanfer F.H. & Saslow G.H. (1965). Behavioral analysis. An alternative to diagnostic classification. Arch Gen Psychiatry, 12: S. 529–538.

Kant I. (1902). Anthropologie in pragmatischer Sicht. In Preussische Akademie der Wissenschaften (Hg.), Kant`s gesammelte Schriften. Bd VII, S 165

Kiergegaard S. (1975). Entweder – Oder. München: dtv, S. 338

Kierkegaard S. (1992). Der Begriff Angst. Stuttgart: Reclam, S. 72

Kirby S.E. & Yardley L. (2009). Cognitions associated with anxiety in Meniere's disease. J Psychosom Res, 66(2) 111–118

Kratzsch V. & Schaaf H. (2004). Fahrtauglichkeit bei Morbus Menière. Die Problematik für Arzt und Patient. Tinnitus Forum 3 – 2004. S. 46–60.

Kroenke K., Hoffman R.M. & Einstadter D. (2000). How common are various causes of dizziness? A critical review. South Med J, 93(2) 160–167.

Kuch, K, Swinson B.P. (1992) Agoraphobia: What Westphal really said. Cam J Pyschiatrie 37(2): 133–136.

Kuhl W. & Schulz A. (1980). Peripher vestibulärer Schwindel. Eine retrospektive Studie. Deutsche Medizinische Wochenschrift (105) 54–58. Stuttgart: Thieme.

Kurre A., Bastiaenen Ch,. van Gool C.J., Gloor-Juzi T., de Bruin E.D. & Straumann D. (2010). Exploratory factor analysis of the Dizziness Handicap Inventory (German version) BMC Ear, Nose and Throat Disorders, 10:3 http://www.biomedcentral.com/1472-6815/10/3

Lamparter U. (1995). Schwindel. In S. Ahrens et al (Hg.), Psychosomatik in der Neurologie. Stuttgart, Schattauer, 122–151.

Landino A. (1985). Zur Psychosomatik des Morbus Menière. Materialien Psychoanalyse 11: 104–147

Lang J. (2003). Anatomie des vestibulären Systems. In C.T. Haid (Hg.), Schwindel aus interdisziplinärer Sicht. Stuttgart: Thieme. 4–16.

Laux G. (2000). Affektive Störungen. In H.J. Möller, G. Laux & H.P. Kapfhammer (Hg.) Psychiatrie und Psychotherapie. Berlin, Heidelberg, New York, Tokyo: Springer, S. 1099–1148

Lempert Th. (1999). Der benigne paroxysmale Lagerungsschwindel: häufig und gut zu behandeln. In H. Schaaf et al (Hg.), Schwindel psychosomatisch gesehen. München: Profil.

Löwe B., Spitzer R.L., Zipfel S. & Herzog W. (2002). PHQ-D Gesundheitsbogen für Patienten. Manual Komplettversion und Kurzform, 2. Auflage. Karlsruhe: Pfizer.

Luther M. (1998). Briefe. In Feldmann H., Lennarz H. & Wedel, H. von: Tinnitus. 2. Aufl. Stuttgart: Thieme, S. 28

Maaß G. (1976). Schwindel als psychosomatisches Symptom. Diagnostik, 9: 342–345

McKenna L., Hallam R.S. & Hinchcliffe R. (1991). The prevalence of psychological disturbance in neurotology outpatients. Clin Otolaryngol, 16 (5) 452–456

Meli A., Zimatore G., Badaracco C., De Angelis E. & Tufarelli, D. (2007). Effects of vestibular rehabilitation therapy on emotional aspects in chronic vestibular patients. Journal of Psychosomatic Research 63. 185–190

Menière P. (1861). Memoire sur les lèsions de l'oreille interne donnant lieu a` des symptòmes de congestion cèrebrale apoplectiforme. Gaz Mèd Paris 186, Sèr. 3, 16: 597–601

Modestin J. (1983). Schwindel als psychosomatisches Phänomen. Psychother med Psychol 33: 77–86

Morgan E. & Engel G.L. (1997). Der Klinische Zugang zum Patienten. Bern, Stuttgart, Wien: Huber. S. 145

Musil R. (2002). Der Mann ohne Eigenschaften. 12. Aufl. Reinbeck: Rowohlt. S. 504

Nedzelski J.M., Barber H.O. & McIlmoyl L. (1986). Diagnoses in a Dizziness Unit. J. Otolaryngol. 15/2 101–104.

Neuhauser H.K. (2009). Epidemiologie von Schwindelerkrankungen. Nervenarzt 80:887–894

Platon T. (1988). Sämtliche Dialoge. Bd. 4. Hamburg. S. 151

Querner V., Krafczyk S., Dieterich M. & Brandt T. (2000). Patients with somatoform phobic postural vertigo: the more difficult the balance task, the better the balance performance. Neurosci. Lett. 285: 21–24

Reinecker H. (1996.) Verhaltenstherapie. In W. Senf, & M. Broda (Hg.), Praxis der Psychotherapie. Stuttgart: Thieme, S 140–181

Rief W. & Hiller W. (1998). Somatisierungsstörungen und Hypochondrie. Hogrefe, Göttingen, S 88.

Rigatelli M., Casolari G., Bergamini G. & Guidette G. (1984). Psychosomatic Study of 60 Patients with vertigo. Psychotherapy Psychosomatic; 41:91–99.

Ritter K. (2003). Die Entwicklungsgeschichte des Innenohres. In C.T. Haid (2004), Schwindel ais interdisziplinärer Sicht. Stuttgart: Thieme. 1–3 und Ritter Bildband (leider vergriffen).

Rudolf G. (1996). Psychotherapeutische Medizin. Ein einführendes Lehrbuch auf psychodynamischer Grundlage. 3. überarbeitete Aufl., Stuttgart: Enke.

Rudolph G.A.E (1998). Schwindel bei seelischen Erkrankungen. In W. Stoll (Hg.), Differentialdiagnose Schwindel. Stuttgart: Thieme, 139–148.

Rüster P. (1989). Psychosomatik und Psychopathologie von Morbus Menière. Diss. Universität Hamburg.

Sacks O. (1997). Der letzte Hippie. In Eine Anthropologin auf dem Mars. Reinbeck: Rowohlt. S. 72–117.

Schaaf H., Holtmann H., Hesse G., Kolbe U. & Brehmer D. (1999). Der (reaktive) psychogene Schwindel. HNO 47 924–932.

Schaaf H. & Hesse G. (2001). Multifaktorielles Schwindelgeschehen. Komplexes überwiegend psychogenes (Menièreformes) Schwindelgeschehen, angestossen durch einen benignem paroxysmalen Lagerungsschwindel. HNO 51: 61–63.

Schaaf H. & Haid C.T. (2003). Reaktiver psychogener Schwindel bei M. Menière. Dtsch Ärztebl 2003; A 853–857 (Heft 13).

Schaaf H. (2005). Das psychosomatische Erstgespräch nach Morgan und Engel in der HNO Heilkunde. Forum HNO (7) S. 204–216.

Schaaf H. & Holtmann H. (2005). Patientenführung bei M. Menière. Klare Diagnose, meist schwindelerregende Perspektiven. HNO. 53. 889–894.

Schaaf H. & Hesse G. (2007). Rezidivierende Tiefton-Hörverluste – ohne Schwindel – ein eigenes Krankheitsbild? Eine (Nach)Längsschnittuntersuchung nach 4 und nach 10 Jahren. HNO, 630–637.

Schaaf H. (2008). Schwindel in der Hausarztpraxis. (das Manuskript) ZFA. 84: 252–257.

Schaaf H. (2009). Psychosomatischer Schwindel. (CME Fortbildung). HNO Kompakt. (2) 81–94.

Schaaf H. (2009). Konzeptionelle Ansätze für eine psychotherapeutische Indikationsgruppe „Schwindel“. Tinnitus – Forum 4/2009. S. 18–26.

Schaaf H., Walther L.E. & Hesse, G (2009). Was das Gleichgewicht im Alter schwinden lassen kann. Betrachtungen über den HNO-Bereich hinaus. HNO kompakt (2) 75–80.

Schaaf H. (2009). Was könnte einen guten Arzt bei M. Meniere ausmachen? HNO Kompakt. 329–331.

Schaaf H. & Kastellis G. (2013) Wenn die Seele den Halt entzieht. Psychosomatischer Schwindel. Eine Annäherung in der HNO – Heilkunde. CME. HNO Nachrichten 5: 44–52.

Schaaf H. (2014). Zum Konzept des chronischen subjektiven Schwindels – ein neues, sörungsorientiertes Puzzleteil beim psychogenen Schwindel. Forum HNO S 176–183

Schaaf H. & Hesse G. (2015). Patients with long-lasting dizziness. A follow-up after neurotological and psychotherapeutic inpatient treatment after a period of at least one year. European Archives of Oto-Rhino-Laryngology and Head & Neck 272: 1529–1535.

Schaaf H. & Hesse G. (2016). Patienten mit anhaltendem Schwindel – ein Jahr nach einer stationären neurootologisch-psychosomatischen Behandlung. Forum HNO

Scherer H. (1997). Das Gleichgewicht. 2. Aufl., Berlin: Springer.

Schilder P. (1942). The vestibular apparatus. In P. Schilder (Ed.), Mind, perception & thought in their constructive aspects. Columbia University Press, New York, 83–134

Seling B. (2005). Vorgehen und Behandlungsmassnahmen bei psychiatrischer Co-Morbidität. In E. Biesinger (Hg.), HNO-Praxis heute, Bd 25, Schwerpunktthema: Tinnitus im ambulanten Bereich. Heidelberg: Springer.

Shepard N.T., Telian S.A., Smith-Wheelock M. & Raj A. (1993). Vestibular and balance rehabilitation therapy. Ann Otol Rhinol Laryngol 1993 Mar;102 (3 Pt 1):198–205

Shepard N. & Asher A. (2000). Treatment of patients with nonvestibular Dizzines and Disequilibrium. In S.J. Herdman (2000), Vestibular rehabilitation. Edition 2; F.A. Davis Company 534–544

Simon N.M., Pollack M.H. & Tuby K.S. (1998). Dizziness and panic disorder: a review of the association between vestibular dysfunction and anxiety. Ann Clin Psychiatry; 10: 75–80

Simpson R.B., Nedzelski J.M. & Barber H.O. (1988). Psychiatric diagnoses in patients with psychogenic dizziness or severe tinnitus. J Otolaryngol (Canada), 17(6) 325–330

Sklare D.A, Konrad H.R. & Maser J.D. (2001). Special issue on the interface of balance disorders and anxiety: an introduction and overview. J Anxiety Disord (United States),15(1–2) 1–7

Sklare D.A., Stein M.B. & Pikus A.M. (1990). Dysequilibrium and audiovestibular function in panic disorder: symptom profiles and test findings. Am J Otol 11(5) 338–341

Sloane P.D., Dallara J. & Roach C. (1994). Management of dizziness in primary care. J Am Board Fam Pract, 7(1) 1–8

Staab J. (2012). Chronic subjective dizziness. Continuum; 18(5): 1118–1141

Staab J. (2006). Assessment and management; of psychological problems in the dizzy patient. Continuum. 189–213

Stein M.B., Asmundson G.J. & Ireland D. (1994). Panic disorder in patients attending a clinic for vestibular disorders. Am J Psychiatry (United States), 151(11) 1697–700

Stoll W., Most E. & Tegenthoff M. (2004) (Hg). Schwindel und Gleichgewichtsstörungen. 4. überarb. Aufl.

Strupp M., Arbusow V. & Brandt T. (2001). Exercise and drug therapy after recovery from labyrinth lesion in humans. Ann NY Acad Sci 942: 79–94

Strupp M., Arbusow V., Maag K.P., Gall C. & Brandt T. (1998) Vestibular exercises improve central vestibulo-spinal compensation after vestibular neuritis. Neurology 51: 838–844

Strupp M. & Jahn K. (2001). Schwindelsymptome in der Praxis. DNP; 3: 31–34

Sullivan M., Clark M.R. & Katon W.J. (1993). Psychiatric and otologic diagnoses in patients complaining of dizziness. Arch Intern Med, 153(12) 1479–1484

Tschan R., Eckhardt-Henn A., Scheurich V., Best C., Dieterich M. & Beutel M. (2012). Standfest? Erste Ergebnisse der Entwicklung eines kognitiv-verhaltenstherapeutischen Gruppenschulungsprogramms zur Behandlung des somatoformen Schwindels. Psychother Psychosom Med Psychol;62(3–4): 111–119

Volz-Sidiropoulou E., Takahama J., Gauggel S. & Westhofen M. (2010). Das „Dizziness Handicap Inventory“: Erste psychometrische Kennwerte einer Deutschen Version. Laryngo-Rhino-Otol 89: 418–423

von Braun Ch. (2001). Versuch über den Schwindel. Zürich: Pendo.

Wallston K.A., Wallston B.S. & DeVellis, R. (1978). Development of Multidimensional Health Locus of Control (MHCL) Scales. Health Education Monographs 6, 160–169

Walther L.E., Nikolaus T., Schaaf H. & Hörmann K. (2008). Schwindel und Stürze im Alter. Epidemiologie, Pathophysiologie, vestibuläre Diagnostik und Sturzrisiko. HNO

2008. 6: 833–842 und HNO 2008. 7: 927–937.

Weizsäcker V. von (1967). Pathosopie, Vandenhoeck & Ruprecht, Göttingen, 299–304

Wexler M. & Crary W. (1986). Menière's Disease: The psychosomatic hypothesis. Am J Otology; 7:93–96.

Whitney S.L., Wrisley D.M. & Brown K.E. (2000). Physical therapy for migraine-related vestibulopathy and vestibular dysfunction with history of migraine. Laryngoscope (United States), 110(9) 1528–1534.

Whitney S., Metzinger M. & Rossi M.M. (2000). Efficacy of vestibular rehablitation. Otolaryngologic Clinics of North America. Volume 33. 3. 639–672.

Wirth W. (2000). Psychologische Möglichkeiten bei Schwindel. Tinnitus-Forum 4/2000

Yardley L. (2001). Panic disorder with agoraphobia associated with dizziness: characteristic symptoms and psychosocial sequelae. J Nerv Ment Dis;189(5):321–327.

Yardley L, Owen N, Nazareth I, Luxon L (1998) Prevalence and presentation of dizziness in a general practice community sample of working age people. Brit J Gen Pract; 48: 1131–1135.

Yardley L., Beech S. & Weinman J. (2001). Influence of beliefs about the consequences of dizziness on handicap in people with dizziness, and the effect of therapy on beliefs. J Psychosom Res Jan;50(1):1–6.

Yardley L. & Redfern M. (2001). Psychological factors influencing recovery from balance disorders. J Anxiety Disord; 15: 107–19.

Yardley L. (2000). Overview of psychologic effects of chronic dizziness and balance disorders. Otolaryngol Clin North Am; 33(3): 603–16.

Yardley L. (2004). Balance retraining: exercises which speed recovery from dizziness and unsteadiness. Ann Intern Med; 141 Issue 8, Appendix 3.

Zander W. (1968). Schwindel als Symptom bei schizoiden Patienten Z Psychother med Psychol; 18:167–177.

# Über den Autor

Dr. med. Helmut Schaaf
Leiter des Gleichgewichtsinstitutes der Tinnitus Klinik Dr. Hesse
und Oberarzt der Tinnitus Klinik Dr. Hesse im Krankenhaus Arolsen,
ärztlicher Psychotherapeut,
Große Allee 50
34454 Arolsen
www.drhschaaf.de

Dr. med. Helmut Schaaf arbeitete als Anästhesist in Köln, bevor er selber im Rahmen einer Menièreschen Erkrankung u. a. selbst Schwindel als Patient kennen lernte und so aus seinem ursprünglichen Beruf ausscheiden musste.

Seit 1994 arbeitet er als Oberarzt in Bad Arolsen und hat inzwischen mehrere Bücher und wissenschaftliche Beiträge zu Tinnitus, Hyperakusis, Gleichgewicht und Schwindel und M. Menière geschrieben.

*Helmut Schaaf*

**Erbarmen mit den Lehrern ...**

Zwischen Engagement und Burnout: Was Lehrer krank macht und was ihnen helfen könnte, gesund zu bleiben. 112 S., 12,95 €
ISBN 978-3-89334-534-2

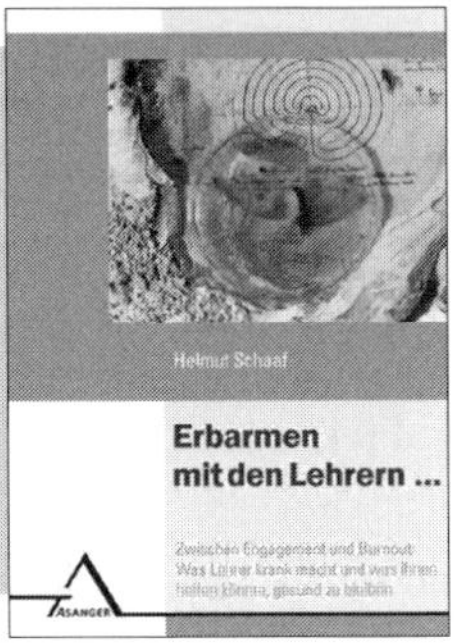


Der Autor, der selbst einmal Lehrer werden wollte, beschreibt als Arzt typische Erkrankungen von Lehrern. Und er zeigt, wie sich die hohen Belastungen im Lehrerberuf besser bewältigen lassen.

*„ ... zeigt mögliche Perspektiven auf, die die Arbeitszufriedenheit erhöhen könnten und die über Supervision, Entspannungsverfahren und auch therapeutische Hilfe dazu beitragen können, das die Lehrer in ihrem persönlichen Umfeld für sich, für die Schüler und für ihre Partner noch wirksam und zumindest ein Stück weit zufriedener und weniger krank sein können." (Tinnitus-Forum)*

*Helmut Schaaf*

**Gleichgewicht und Schwindel**

Wie Körper und Seele wieder auf die Beine kommen können.
7. bearb. und erw. Aufl.,
2016, 176 S., 19.50 €
ISBN 978-3-89334-572-4

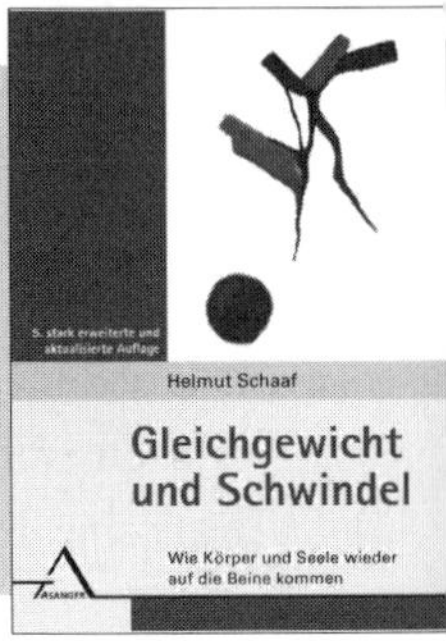


Aus der Erfahrung von 20 Jahren stellt der leitende Oberarzt der Gleichgewichtsambulanz Hesse(n) die Grundlagen des Gleichgewichts von Körper und Seele vor. Ein hilfreiches Buch sowohl für Betroffene als auch für Ärzte und Therapeuten.

*„... ein psychosomatisches Buch aus der Praxis, das so manche Schwindelei erhellen kann und geeignet ist, mit Wissen und Zuversicht die veränderbaren Dinge anzugehen." (Deutsches Ärzteblatt, 9/2012)*

*„Ich finde das Buch sehr gelungen. Es erfüllt in meinen Augen den Anspruch, ein Buch für Betroffene zu sein."*
*(Dr. med. Eike Scholz, in Forum HNO, 15, 2013)*

*Sven Tönnies,*
*Klaus Dickerhof (Hg.)*

**Schwerhörigkeit, Tinnitus, Schwindel**

Schwindel aus der Erfahrung von Betroffenen.
183 S., 15.- €
ISBN 978-3-89334-410-1

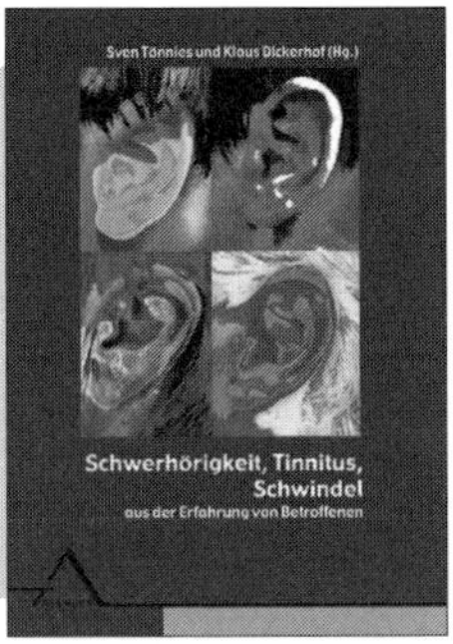


• Tinnitus bei Normalhörigen, Schwerhörigen und Jugendlichen • Hyperakusis (schmerzhafte „Überhörigkeit") mit oder ohne Tinnitus/Hörminderung • Morbus Menierè (anfallsweiser Schwindel mit Hörstörungen u. Tinnitus) • Hörsturz • Schwerhörigkeit und Ertaubung bei Erwachsenen bzw. Kindern/Jugendl. • CI-Träger (Ertaubte mit implantierter elektronischer Hörhilfe).

*„Hier kann aus der Erfahrung von Betroffenen im Umgang mit ihrer Erkrankung, kommentiert durch Fachleute, geschöpft werden, um das Bewußtsein für die vielfältigen Auswirkungen dieses Handicaps zu vertiefen." (Prof. Dr. H. von Wedel, Klinik für HNO-Heilkunde der Univ. zu Köln).*

*Sven Tönnies*

**Leben mit Ohrgeräuschen**

Selbsthilfe bei Tinnitus.
12. neu bearb. und erw. Aufl.
171 S., 16.- €
ISBN 978-3-89334-369-5

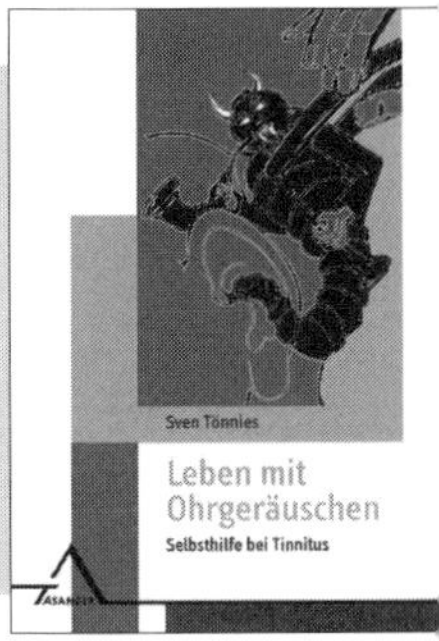


Tönnies informiert über die Entstehung von Tinnitus und vor allem über die therapeutischen Möglichkeiten. Er gibt besonders denjenigen hilfreiche Anregungen, die trotz aller ärztlichen Bemühungen weiterhin unter Ohrgeräuschen leiden durch speziell für Tinnitusbetroffene entwickelte psychologische Selbsthilfemöglichkeiten.

*„Unter den wenigen deutschsprachigen Büchern... die bestgelungene und kompetenteste Ausführung ... allen chronisch Tinnitusbetroffenen und interessierten Fachleuten sehr zu empfehlen." (Hörakustik)*

Asanger Verlag GmbH • Bödldorf 3 • 84178 Kröning
Tel. 08744-7262 • Fax 08744-967755 • e-mail: verlag@asanger.de